dtv

»Man müsste wieder sechzehn Jahre sein« heißt es bei Erich Kästner. Und Mascha Kaléko bricht ihren Lebenslauf mit siebzehn ab: »Wie's weiterging, das mag wer will erfahren/Dereinst aus meines Kindes Memoiren.« Uwe Timm erzählt von Tante Anita und deren Schluckauf, Heinrich Böll die Geschichte von dem arroganten Touristen, der meint, einem armen, aber mit seinem Leben sehr zufriedenen Fischer marktwirtschaftliche Ratschläge erteilen zu müssen. Darüber hinaus ist in diesen Erzählungen und Gedichten die Rede von Katzen und Gänsen, von Herrn Kannitverstan und den schönsten Jahren einer Frau, von Oma Reimer und deren schlimmen Beinen, von Kindheit und Jugend und vielem mehr.

Bleib gesund und fröhlich

Zusammengestellt von
Helga Dick und Lutz-W. Wolff

dtv

Ausführliche Informationen über unsere Autorinnen und Autoren und ihre Bücher finden Sie unter www.dtv.de

MIX
Papier aus verantwortungsvollen Quellen
FSC® C019821
www.fsc.org

Ungekürzte Ausgabe 2020
2. Auflage 2021

(siehe Quellenhinweise S. 261 ff.)
dtv Verlagsgesellschaft mbH & Co. KG, München
Umschlaggestaltung: Katharina Netolitzky
unter Verwendung von Fotos von
stocksy.com und shutterstock.com
Satz: C.H.Beck.Media.Solutions, Nördlingen
Gesetzt aus der DLT Documenta 12,25/17,25'
Druck und Bindung: Druckerei C.H.Beck, Nördlingen
Printed in Germany · ISBN 978-3-423-25428-1

Inhalt

EVELINE HASLER

Die ver-rückten Tage

Was möchtest du sein? Das fragte mich als Kind vor der Fasnachtszeit meine Tante, die gerne Kostüme schneiderte.

Ja, mit Herzklopfen dachte ich darüber nach, was ich sein wollte. Im Gegensatz zu den Erwachsenen ist Kindern ja bewusst, dass sie viele Möglichkeiten und viele Gesichter in sich tragen, da zwinkert aus den Augen des kleinen Ichs im Spiegel auch ein Indianer, eine Japanerin, ein Gespenst, ein Cowboy und vieles mehr, wupp, man ist schon eine andere, ein anderer, das geht blitzschnell, man muss es nur zulassen: Ein Tier, das bleibt ein Tier, doch ich als Mensch kann alles sein, ich habe Phantasie. So betrachtete ich also die farbigen Stoffe und Schnittmuster meiner Tante und wählte, weil ich noch klein war, Gefälliges: Marienkäfer, Pilz, Prinzessin.

Möchtest du nicht einmal eine Hexe sein?, fragte meine Tante. Sie hatte für ihre Nichten Hexenkostüme genäht und vom Flickenstoff war übriggeblieben.

Hexen? Ich hatte sie während der tollen Tage immer mit ein bisschen Gänsehaut von weitem bewundert, wie sie so frech mit ihren Besen daherkamen. So stand ich am Fasnachtssamstag etwas verloren neben meinen älteren Kusinen im Hexenrock mit den vielen bunten Flicken. Im Spiegel erschrak ich vor mir selber, zum Glück verdeckte die dunkle Schminke neben der Hakennase aus Pappe mein ängstliches Gesicht. Die Älteste der Kusinen erklärte sich zur Oberhexe, in ihrem Gefolge sollten wir mit den Besen herumfuchteln und da und dort eins auswischen. Dass du mir ja nicht schlappmachst, Kleine, sagte sie zu mir.

Auf der Straße, bei den Gruppen der verkleideten Kinder, machten wir großen Eindruck, doch da nahten wilde Kerle mit Holzmasken, sie schwangen Stöcke und verfolgten uns, die Oberhexe verpasste den rechten Moment, zurückzuschlagen oder zu entkommen. Der Stock eines Wilden war unter ihr Kopftuch gefahren, und sie brüllte laut, denn auch ein paar Haare waren daran hängengeblieben. Die Oberhexe und ihre zwei Schwestern ergriffen die Flucht.

Ich war zu langsam, bald drängten mich die Wilden in eine Ecke und rissen meine Pappnase ab, ich heulte, und mein Aussehen hatte nun vermutlich nichts Hexisches mehr. Ach lasst die Kleine, sagte einer der Wilden enttäuscht, und so endete mein erster Ausflug als Hexe damit, dass ich mit der aufgeweichten Nase am Arm und dem Kopftuch in der Hand nach Hause ging.

Ich war meiner Hexenrolle noch nicht gewachsen gewesen!

Trotz dieser Niederlage faszinierten mich die Hexen mit der wachsenden Anzahl meiner Jahre immer mehr. Während der Recherchen und der Niederschrift des Romans über die letzte Hexe Anna Göldin erfuhr ich das Hexische als noch nicht angepassten, kreativen Teil in mir und anderen, eine Art Kraftreserve.

Das althochdeutsche Wort für Hexe, Hagazussa, meint die Zaunreiterin, die rittlings, das eine Bein in der Wildnis, das andere in der Zivilisation, auf dem Grenzzaun sitzt. Hexe war einmal ein Ehrentitel, behauptet die Autorin des faszinierenden Buches ›Die Wolfsfrau‹ Clarissa Pinkola Estés und leitet das englische »witch« von »wit« ab, das meint »weise« oder auch »blitzschnelle Umsetzung geistiger Funktionen«.

Aber nicht nur mit dem Hexenaspekt konfrontiert die Fasnacht. Ihr Prinzip befreit auch andere Gesichter in uns und stellt das Gesicht, das wir dauernd umgebunden haben, in Frage.

Auch ohne eine Maske umzubinden, kann man mit diesen Aspekten und Möglichkeiten ins Zwiegespräch kommen, manchmal klagen sie uns an, wir würden sie nicht beachten, zuschütten und begraben.

Die verrückten Tage müssten mehrmals im Jahr sein, sagte meine jüngste Tochter, die gerne in Kostüme und Rollen schlüpft. Ich zitierte den Ratschlag eines mexikanischen Schamanen: Täglich etwas zu verrücken, etwas Ungewohntes zu tun, auch wenn es nur ist, die Schnürsenkel anders zu knüpfen. Verrücken wir also ein bisschen, sagte meine Tochter und fing an, was sie schon lange vorhatte, im Wohnzimmer die Möbel zu verschieben, durch das Ver-rücken erschien der Raum in anderem Licht und zeigte neue Qualitäten.

Auch die Sitzordnung am Esstisch, schlug ich vor. Von meinem neuen Platz aus fielen mir das überfüllte Büchergestell auf und die verstaubten Vorhänge. Ich sah aber auch meine Tischgenossen plötzlich anders und kam mit meinem Sohn, dem neuen Gegenüber, wieder einmal in ein intensives Gespräch.

SIEGFRIED LENZ

Das unterbrochene Schweigen

Zwei Familien, Nachbarn, gab es in Bollerup, die hatten seit zweihundert Jahren kein Wort miteinander gewechselt – obwohl ihre Felder aneinandergrenzten, obwohl ihre Kinder in der gleichen Schule erzogen, ihre Toten auf dem gleichen Friedhof begraben wurden. Beide Familien hießen, wie man vorauseilend sich gedacht haben wird, Feddersen, doch wollen wir aus Gründen der Unterscheidung die eine Feddersen-Ost, die andere Feddersen-West nennen, was auch die Leute in Bollerup taten.

Diese beiden Familien hatten nie ein Wort gewechselt, weil sie sich gegenseitig – wie soll ich sagen: für Abschaum hielten, für Gezücht, für Teufelsdreck mitunter; man haßte und verachtete sich so dauerhaft, so tief, so vollkommen, daß man auf beiden Seiten erwogen hatte, den Namen zu ändern – was nur unterblieben war, weil die einen es von den andern glaubten erwarten zu können. So hieß man weiter gemeinsam Feddersen, und wenn man die Verhaßten bezeichnen wollte, behalf man sich mit Zoologie, sprach von Wölfen, Kröten und Raubaalen, Kreuzottern und gelegentlich auch von gefleckten Iltissen. Was den Anlaß zu zweihundertjährigem Haß und ebenso langem Schweigen gegeben hatte, war nicht mehr mit Sicherheit festzustellen; einige Greise meinten, ein verschwundenes Wagenrad sei die Ursache gewesen, andere sprachen von ausgenommenen Hühnernestern; auch von Beschädigung eines Staketenzauns war die Rede.

Doch der Anlaß, meine ich, ist unwichtig genug, er braucht uns nicht zu interessieren, wohingegen von Interesse sein könnte, zu erfahren, daß in beiden Familien alles getan wurde, um dem Haß dauerhaften Ausdruck zu verleihen. Um nur ein Beispiel zu geben: Wenn in einer Familie die Rede auf den Gegner kam, machten eventuell anwesende kleine Kinder ungefragt die Geste des Halsabschneidens, und wie mein Schwager wissen will, verfärbten sich sogar anwesende Säuglinge – was ich jedoch für eine Mißdeutung halte. Fest steht jedoch, daß die Angehörigen beider Familien bei zwangsläufigen Begegnungen mit geballten Fäusten wegsahen oder automatisch Zischlaute der Verachtung ausstießen. Gut. Bis hierher setzt das keinen in Erstaunen, etwas Ähnliches hat jeder wohl schon mal gehört.

Doch Erstaunen mag vielleicht die Ankündigung hervorrufen, daß das feindselige Schweigen an einem

Gewitterabend gebrochen werden wird – aber ich will nacheinander erzählen.

Nach zweihundertjährigem Schweigen waren an einem Abend die Vorstände der beiden Familien in ihren Booten hinausgefahren, um Reusen aufzunehmen: Friedrich Feddersen vom Osten und Leo Feddersen vom Westen. Manche in Bollerup, deren Felder sich zum Strand hin erstreckten, betrieben nebenher einträglichen Fischfang, so auch Friedrich, so auch Leo Feddersen. Gleichzeitig, will ich mal sagen, entfernten sich ihre Boote vom Strand, strebten den Reusen zu, fuhren dabei über eine stumpfe, glanzlose Ostsee, unter dunklem, niedrigem, jedenfalls reglosem Abendhimmel – dem Himmel, unter welchem die Blankaale zu wandern beginnen. Es war schwül, etwas drückte auf die Schläfen, da konnte man nicht sorglos sein. Die Männer, die einander längst bemerkt hatten, verhielten sich, als seien sie allein auf der Ostsee, fuhren mit kurzen Ruderschlägen zu den Pfahlreihen, in denen die Reusen hingen, sie banden ihre Boote fest, nahmen die Reusen auf und lösten die Schnüre, und während sie ihre Aale sorgsam ins Boot ließen, machte der Abend wahr, was er Eingeweihten schon angedeutet hatte: er entlud sich.

Schnell formierte er ein Gewitter über der Ostsee, am Himmel wurde etwas umgestellt, heftige Windstöße krausten und riffelten das Wasser, Wellen sprangen auf, und ehe die beiden Männer es gewahr wurden, hatte ein heftiger Regen sie überfallen, und Dunkelheit hatte den Strand entrückt. Strömung und Wellen verbanden sich, verlangten den rudernden Männern alles ab an Kraft und Geschicklichkeit, und sie ruderten, ruderten noch länger, wurden abgetrieben, ruderten immer noch – wir brauchen da nicht kleinlich zu sein. Wir haben es in der Hand, die tief verfeindeten Herren ausdauernd arbeiten zu lassen, können ihnen den Widerstand des Windes entgegensetzen, können die Elemente nach Herzenslust toben lassen, uns sind da keine Grenzen gesetzt.

Nur in einem bestimmten Augenblick müssen wir uns an die Geschichte gebunden fühlen, und das heißt: die Boote der tief Verfeindeten müssen von Strömung, Wind und planvollen Wellen zueinander geführt werden, sie haben aus dem Aufruhr aufzutauchen und sich in kürzestem Abstand zueinander zu befinden. Denn so verhielt es sich doch: Ohne daß es in der Absicht der Männer gelegen hätte, wurden ihre Boote zusammengeführt, gerieten zur gleichen Zeit auf den Kamm einer Welle, wurden, meinetwegen krachend, gegeneinandergeworfen, überstanden den Anprall nicht, sondern schlugen um.

Beide Männer waren Nichtschwimmer, beide taten,

was Nichtschwimmer in solchen Augenblicken tun: sie klammerten sich aneinander, umarmten sich inständig, wollten den andern um keinen Preis freigeben. Sie tauchten gemeinsam unter, schluckten gemeinsam Wasser, stießen sich gemeinsam vom Grund ab und wurden in ihrer verzweifelten Umklammerung von einer langen Welle erfaßt und einige Meter strandwärts geworfen. Wer will, könnte noch erzählen, wie sie prusteten und tobten, sich wälzten und nicht voneinander lassen mochten, während Welle auf Welle sie erfaßte und dem Strand näherbrachte. Wir wollen uns damit begnügen, festzustellen, daß sie auf einmal Grund gewannen, sich in ihrer Gemeinsamkeit dem Sog widersetzten, zum Strand hinwateten und den Strand auch erreichten, glücklich und immer noch aneinandergeklammert. Die Erschöpfung veranlaßte sie, sich niederzusetzen, Arm in Arm, und nach der Überlieferung soll Friedrich nach zweihundertjährigem Schweigen folgendermaßen das Wort genommen haben: »Schade um die Aale.« Darauf soll Leo gesagt haben: »Ja, schade um die Aale.« Dann langte jeder von ihnen in die Joppentasche, holte ein breites, flaches Fläschchen mit Rum hervor, und es fielen wiederum einige Worte, nämlich »Prost, Friedrich« und »Prost, Leo«.

So, und jetzt müssen wir etwas Zeit verstreichen, die

Fläschchen leer werden lassen, wobei allerdings erwähnenswert ist, daß die Männer die Flaschen tauschten. Sie wärmten sich durch, schlugen sich auf die Schultern, beobachteten schweigend die Ostsee, die sich Mühe gab, erregt zu erscheinen; dann lachten sie, warfen die leeren Flaschen ins Wasser und gingen untergehakt über die Steilküste, durch den Mischwald nach Bollerup zurück. Daß sie ein Lied anstimmten, ist nicht erwiesen, aber erwiesen ist, daß sie Arm in Arm bis zum Dorfplatz gingen, sich plötzlich voneinander lösten und sich überrascht mit Blicken maßen, wobei ihre Kiefer hart, ihre Münder lippenlos geworden sein sollen. Und auf einmal zischte Leo Feddersen: »Kröte«, und Friedrich zischte zurück: »Gefleckter Iltis, du« – wonach beide es für angebracht hielten, sich nach Ost und West zu entfernen.

Seitdem besteht zwischen beiden Familien wieder das schöne, tragische Schweigen, sind sie sich in zweihundertjährigem Haß verbunden; und so sind es die Leute von Bollerup, die selten nach Ursachen fragen, auch gewöhnt.

LJUDMILA ULITZKAJA

Bruder Jurotschka

Am Abend erhob sich ein böiger Wind, der den Frauen die Röcke blähte und die Beine kühlte, und am Morgen regnete es. Die Milchfrau Tarassowna brachte ein Dreiliterglas Milch, frisch gemolken, und erklärte Shenja, nun werde es sieben Wochen lang regnen, denn heute sei Siebenschläfer. Shenja bezweifelte das zwar, erschrak aber trotzdem: Vielleicht war ja doch was dran. Sie saß seit Sommeranfang mit vier Kindern auf dem Land, ihren Söhnen, Sascha und Grischa, ihrem Patenkind Petja und Timoscha, dem Sohn ihrer Freundin. Vier Jungen zwischen acht und zwölf, eine kleine Gruppe. Mit Jungen kam Shenja gut zurecht: ihre Spiele, Kräche und Prügeleien waren unkompliziert.

Eine Woche vor dem Regen, der sich in der Tat als dauerhaft erwies – ob er sieben Wochen dauerte, war noch nicht abzusehen, aber jedenfalls war der ganze Himmel bedeckt, und es regnete unablässig –, hatte die Vermieterin der Datscha ihre zehnjährige Tochter Nadja hergebracht, die eigentlich in ein Ferienlager im Süden hatte fahren sollen, das aber abgebrannt war.

Das Mädchen erstaunte Shenja durch ihre rosige, dunkelhäutige Schönheit, die indisch oder zigeunerhaft wirkte, vermutlich aber einfach südrussisch war. Seltsam, dass eine grobschlächtige Bärin einen so edlen Spross hervorbringen konnte. Nur eins hatten Tochter und Mutter gemeinsam: eine muskulöse Kompaktheit, die keine ungesunde Fettleibigkeit war, sondern das, was man auf dem Land als »stramm« bezeichnete.

Solange das Wetter noch schön war, hatte Nadjas Ankunft keinen Einfluss auf das eingefahrene Leben. Die Jungen bauten auf einer Waldlichtung ihre dritte Laubhütte, brachen gleich morgens auf in den Wald, wo sie wie die Indianer bei E. T. Seton Holz hackten und an einem Laubdach flochten und knüpften. Nadja machte einen Versuch, sich ihnen anzuschließen, wurde aber wortlos und entschieden abgewiesen. Sie war zwar nicht sonderlich enttäuscht, erklärte aber geringschätzig:

»Mein großer Bruder Jura, der hat letztes Jahr ein Baumhaus gebaut. Aber der ist ja auch schon vierzehn.«

Sie lebte zwar nicht im Dorf, galt aber auch nicht als Feriengast – das Haus gehörte seit Generationen ihrer Familie, einer fast ausgestorbenen Sippe, die den Namen Malofejew trug, ebenso wie Nadjas Mutter, die

Moskauerin. Nadja kannte alle im Dorf, Kinder wie Erwachsene; sie ging morgens aus dem Haus, drehte eine Runde durchs Dorf, kam pünktlich zum Mittagessen nach Hause, spülte dann, auch ohne Shenjas ausdrückliche Anweisung, das Geschirr, erstaunlich flink und sauber, und ging bis zum Abendbrot wieder aus dem Haus, Nachbarn besuchen.

Am dritten Tag stellte sich heraus, dass sich die männlichen Datschabewohner, trotz der zur Schau gestellten Verachtung, doch für Nadja interessierten. Aber sie war entweder beleidigt oder ganz mit ihren hiesigen Freundinnen beschäftigt, die sie ein ganzes Jahr nicht gesehen hatte, jedenfalls drängte sie sich den Jungen nicht mehr auf, ging nur mit zur biologischen Forschungsstation, wohin Shenja die Kinder führte – zu einem alten Studienfreund, der schon seit zehn Jahren mitten im Wald von Nefjodowo lebte und Vögel beobachtete und andere Tiere, die für seine geliebten Vögel entweder Futter bedeuteten oder den Tod. Er zählte und registrierte alles, beschrieb ausführlich und pedantisch Natur und Wetter. Bei ihm wohnten ein paar ältere Schüler, junge Naturforscher: Der eine beobachtete die Spechte, der andere die Ameisen, der nächste die Regenwürmer; jeder hatte sein Spezialgebiet, alle führten Tagebuch. Shenja hatte die Datscha eigentlich vor allem mit der Absicht gemietet, die Kinder bei den Naturforschern unterzubringen und selbst in der Hängematte zu liegen, zu lesen und über ihr missglücktes Liebesleben nachzudenken.

Doch daraus wurde nichts – ihre Söhne interessierten sich nicht für die lebendige Natur in ihrer ursprünglichen Form, sondern gingen lieber den Vergnügungen nach, die bei Jungen auf dem Land üblich waren: Sie badeten in dem flachen Flüsschen, fuhren Fahrrad und gingen an einem entlegenen Teich angeln, wobei sie sich ausschließlich für die Anzahl und das Gewicht der gefangenen Fische interessierten und keineswegs dafür, zu welcher Gattung sie gehörten oder welche Würmer in ihren zarten Eingeweiden lebten. Und als dann Petja und Timoscha kamen, nahmen sie Größeres in Angriff, wie den Bau von Laubhütten.

Auf dem Weg zur Forschungsstation redete Nadja ununterbrochen, aber Shenja hörte nicht genau hin, was sie den Jungen erzählte. Das Mädchen kannte sich aus im Wald und führte sie ein Stück abseits vom Weg zu einem alten Unterstand aus dem Krieg, der noch nicht völlig vom Unterholz überwuchert war. Hier war gekämpft worden, die Dörfer im Umkreis hatten zwei Monate unter den Deutschen gelebt, es gab noch viele Augenzeugen.

»Tante Katja Trufanowa hat sogar ein Kind von einem Deutschen gekriegt«, teilte Nadja mit und wollte schon die im ganzen Dorf bekannten Einzelheiten erzählen, doch Shenja lenkte das Gespräch schnell in eine Richtung, die auch mit der lebendigen Natur zu tun hatte, aber eher mit Botanik – sie zeigte auf eine alte Birke, deren Stamm mit Baumpilzen überwuchert war, und forderte die Jungen auf, die Pilze sauber abzuschneiden, denn dies sei, wenn sie nicht irre, der berühmte Baumschwamm, aus dem man Zunder und Feuerschwämme mache. Das Mädchen zeigte sich verständig, begriff, dass Shenja das Gespräch nicht zufällig abgebrochen hatte, doch während die Jungen mit ihren Taschenmessern den steinharten Pilz abschnitten, erzählte es Shenja in eindringlichem Flüsterton die Geschichte von Tante Katja, dem bei ihr einquartierten Fritz und dem aus dieser Einquartierung entstandenen Kostja Trufanow zu Ende.

Shenja hörte zu und staunte nur, wie verschieden Jungen und Mädchen doch waren. In Shenjas Familie waren die Männer stark in der Überzahl, ihre Mutter hatte Brüder, sie selbst hatte einen jüngeren Bruder, und auch in der letzten Generation wurden bisher nur Jungen geboren, noch kein einziges Mädchen. Und Gott sei Dank. Wäre dieses lüsterne kleine Klatschmaul ihre Tochter, hätte Shenja ihr jetzt einen anständigen Katzenkopf verpasst.

» … und dann nach der Armeezeit ist er nicht wieder zurückgekommen. Tante Katja sagt, das hat er richtig gemacht. Hier wurde er ständig von allen ›Fritz‹ gerufen, dabei war er ein netter Kerl und viel klüger als die anderen bei uns im Dorf. Mein Bruder Jura, der hänselt nie jemanden, weil, warum sollte einer, der stark und klug ist, andere hänseln? Stimmt doch, oder? Wer andere hänselt, der ist selber schlecht.«

Bei diesen Worten bekamen Nadjas Augen einen dunklen, klugen Glanz, in ihrer Stimme und in ihren Mundwinkeln lag echtes Mitgefühl, und die Geste, mit der sie ihren Worten Nachdruck verlieh, hatte nichts Bäurisches, sondern etwas Stolzes, Spanisches. Shenjas Gereiztheit klang ab, sie lachte.

»Ja, natürlich, wer andere hänselt, ist selber schlecht.«

Das Mädchen war schon toll, und wie gewandt sie den unebenen Weg nahm, indem sie leichtfüßig von einer Wagenspur in die andere hüpfte, in ihren abgetretenen, aber eleganten und gar nicht kindlichen Schuhen, mit denen sie immer wieder auszugleiten drohte. Noch ein richtiges Kind – mit molligen Handgelenken wie ein Kleinkind –, rund und drall wie eine Babypuppe, sprang sie umher wie eine Ballerina.

»Ich kann euch noch die heilige Quelle zeigen, aber

das ist von Kirjakowo zwei Stunden zu laufen«, bot Nadja an, und auf ihrer Nasenwurzel bildete sich eine steile Falte vom tiefen Nachdenken: Was könnte sie den Feriengästen noch Schönes bieten? Dann fiel es ihr ein: »Da drüben, auf der anderen Seite der Bahnlinie, hinter der Schneise, da ist eine alte Mönchsklause, die hat mir mal jemand gezeigt. Und eine Bärenhöhle, Bären sind hier jede Menge ...«, dann stockte sie und fügte der Wahrheit halber dazu: »gewesen, früher. Ich habe keine gesehen, aber Jura, mein Bruder, der ja. Aber das ist schon lange her.«

Dann schloss Nadja sich wieder den Jungen an, und Shenja hörte die ganze Zeit ihre helle Stimme, die immer den amüsanten Tonfall von Offenbarung, Begeisterung und weiblicher Überlegenheit hatte. Shenja hörte genauer hin und merkte, dass sie gar nicht miteinander sprachen: Nadja erzählte, was ihr gerade in den Sinn kam, und die Jungen redeten über ihre eigenen Angelegenheiten: dass sie sich auf der Forschungsstation ein paar Angelhaken ausleihen wollten und wo wohl die Zoologen angelten. Doch hin und wieder, wie zufällig, richteten Sascha oder Timoscha eine Frage an Nadja:

»Wo denn, Nadja?«

»Wer sagt das, Nadja?«

Shenja ahnte, dass es in der minderjährigen Gruppe

bereits um dasselbe ging wie überall auf der Welt, wie auch in ihrem eigenen Leben: Liebt mich, liebt mich nicht, küsst mich, küsst mich nicht …

Unmerklich veränderte sich etwas – nach kaum einer Woche stellte Shenja fest, dass nicht mehr der ältere, vernünftige Sascha den Ton angab, sondern das lachlustige Plappermaul Nadja. Diese Entdeckung fiel mit dem vorhergesagten Regen zusammen. Nun mochte niemand mehr rausgehen, die durchgeweichte unfertige Laubhütte im Wald hatte ihren Reiz verloren, und die Kinder saßen zu Hause, um das Ende des Regens abzuwarten. Am Morgen wollten sie den großen Ofen heizen, der bislang nicht benutzt worden war – sie waren mit dem kleinen Herd in der Küche ausgekommen und mit einer Gasflasche, wenn der Strom ausfiel. Nadja verstand sich darauf, den Ofen anzuheizen, was Shenja am Anfang der Saison vergebens versucht hatte. Nadja reinigte ein Ofenrohr, öffnete und schloss immer wieder die Ofenklappe, um ausreichend Zug zu erzeugen. Schließlich, nach etlichen Versuchen, brannte der kleine Haufen aus Birkenrinde, den sie nach allen Regeln bäuerlicher Kunst aufgeschichtet hatte, dann auch die darum herum errichtete Hütte aus Spänen und so weiter, bis zu dem großen, dicken Scheit, das direkt in der Kehle des Ofens steckte. Dann folgte ein ausgiebiges Mittagessen mit roter Grütze und Keksen zum Nachtisch; anschließend räumte Nadja das Geschirr ab, trug es in die Sommerküche und sagte zu Shenja: »Wir lassen es stehen, ja? Ich wasche nach dem Abendbrot alles zusammen ab.«

Shenja willigte ein – auch sie hatte keine große Lust auf den Abwasch in der fettigen Schüssel, und sie zog sich mit Vergnügen in das kleine Zimmer zurück, in das gerade ihr Klappbett und ein kleines Regal mit Büchern passten. Sie legte sich hin, sann wieder einmal über ihr verkorkstes Liebesleben nach, dann vertrieb sie diesen Gedanken, den sie nach nunmehr zehn Jahren eigentlich satt hatte, und griff zu einem klugen Buch, das ein bisschen zu schwierig für sie war, ihr aber aus unerfindlichen Gründen notwendig erschien. Sie setzte ihre Brille auf, bewaffnete sich mit einem dünnen Bleistift für die Fragezeichen am Rand – und schlief augenblicklich ein bei der wundervollen vielstimmigen Musik, die in einem Haus auf dem Lande bei Regen ertönt: Tropfen pladderten auf Bäume, fielen gegen die Fensterscheibe, platschten auf die dunkle Wasserfläche der Regentonne, rauschend lief das Wasser aus der Dachrinne ab, jeder Windstoß löste eine sanfte Klangwelle aus. Ein Ton war beunruhigend: das erst helle, dann dumpfere Aufschlagen der Tropfen auf den Grund der Schüssel, die unter einer undichten Stelle im Dach auf dem Boden stand.

Als Shenja aufwachte, saßen die Kinder am Tisch und hatten Karten vor sich liegen. Grischa, der Jüngste, strahlte vor Glück: Er durfte mitmachen! Sie spielten Schafskopf, »um eine Geschichte« – das war Nadjas Idee. Wer verlor, musste eine Geschichte erzählen – lustig, gruselig, komisch, je nach Wunsch der anderen. Nadja schwadronierte gerade, phantasievoll und ohne die geringste Glaubwürdigkeit, wie sie letzten Sommer zu Filmaufnahmen in Spanien war, ein Pferd bekam, das zuvor bei Stierkämpfen aufgetreten, aber wegen nervlicher Zerrüttung zum Filmstudio versetzt worden war. Dann folgte die Geschichte ihrer Beziehung zu dem Pferd, einem Pfleger aus dem Gestüt und dessen Tochter, einer jungen Zirkusreiterin. Diese Rosita wollte Nadja sogar zu Gastspielen mitnehmen, denn Nadja besuchte die beste russische Reitschule und war Moskauer Meisterin im Reitsport generell oder in einer speziellen Disziplin dieses aristokratischen Sports.

Shenja hätte das Mädchen für diese dreiste Lügerei gern zurechtgewiesen, aber erstens erzog Shenja prinzipiell keine fremden Kinder, weil sie fand, das sollten die Eltern tun und nicht fremde Leute, und zweitens schwindelte Nadja doch sehr amüsant und irgendwie außergewöhnlich, darum fragte Shenja aus ihrer Ecke nur: »Nadja, wie bist du noch mal nach Spanien gekommen? Das hab ich vorhin nicht gehört.«

»Ich gehe doch in eine Spanischschule, und im Winter waren Spanier bei uns in der Schule und haben drei Mädchen ausgewählt fürs Schulfernsehen. Wir dachten, das ist alles Quatsch, aber dann war es doch kein Quatsch, sondern echt. Und ich bin nach Spanien gefahren.«

Dann aßen sie zu Abend, belegte Brote und dicke Milch, und Nadja hielt ihr Versprechen. Sie zog Gummistiefel und den riesigen Regenmantel ihrer Mutter an und ging hinaus in die Sommerküche, das Geschirr spülen.

Am nächsten Morgen war der Regen nicht mehr so heftig, aber dafür hoffnungslos: So werden aus akuten Krankheiten chronische, die man dann lange nicht mehr los wird. Dieser chronische Regen schien wirklich die sakralen sieben Wochen dauern zu wollen, also eine ganze Ewigkeit. Sie mussten lernen, mit dem Regen zu leben, und Shenja überwand ihre Schläfrigkeit und befahl allen, sich wetterfest anzuziehen, um in den Ort zu gehen, Brot holen.

Nadja erbot sich, ob nun aus Altruismus oder aus Vernunftgründen, allein zu gehen – wozu sollten alle im Regen nass werden? Doch die Jungen riefen einhellig: »Ich komme mit!«, und damit war die Frage geklärt – sie gingen alle zusammen. Shenja gab das Geld aus irgendeinem Grunde Nadja und die Tasche Sascha. Zu Mittag waren sie zurück, klitschnass und aufgeregt. Nadja hatte in der Einkaufsschlange von den ortsansässigen Omas erfahren, dass im Nachbardorf ein Mord geschehen war; den ganzen Heimweg lang hatten sie das Verbrechen erörtert, und nun vernahm Shenja, die den Tisch deckte, Satzfetzen von Nadja – diesmal ging es um die Psychologie des Verbrechers. Sie meinte, wenn man im Hof des betreffenden Hauses Leute postierte, zum Beispiel ein paar Naturforscher, die Vögel beobachten und zählen, wie oft eine Meise ihren Kindern Würmer bringt, dann würde man den Verbrecher auf jeden Fall kriegen, denn der kehre immer an den Ort des Verbrechens zurück. Darauf folgte eine Geschichte, wie sie vor drei Jahren auf diese Weise einen Verbrecher gestellt hatte. Die Einzelheiten konnte Shenja im Nebenzimmer nicht hören, aber einiges bekam sie mit. In der Geschichte spielte ein Phantombild eine Rolle, ein Mann in einer dunklen Jacke und mit einer Lammfellmütze und eine Medaille, die Nadja für ihre Hilfe bei der Verbrecherjagd bekommen habe.

Verblüffend, dachte Shenja, Jungen schwindeln doch auch. Aber immer zu einem bestimmten Zweck:

um einer Strafe zu entgehen, um eine Untat zu verheimlichen.

Nadja war einfach ein Schatz. Sie dachte sich ständig neue Beschäftigungen für die ganze Mannschaft aus. Sie holte alte Karten ihres großen Bruders Jura vom Boden, einmal eine selbstgezeichnete geographische Karte der Umgebung, und anderthalb Tage saßen alle da und malten sie eifrig ab, um, sobald der Regen aufhörte, die Orte zu erforschen, die Jura so verführerisch dargestellt hatte. Dann spielten sie drei Tage lang das von Nadja ersonnene Spiel »Planet«: Jeder dachte sich einen Planeten aus, mitsamt Bevölkerung und Geschichte, und Shenja staunte nur, wie begabt die kleine Schwindlerin war. Als Shenja sie einmal unwillkürlich lobte, lächelte sie so breit wie eine Zeichentrickfigur und sagte freudig: »Das hat sich mein großer Bruder Jura ausgedacht!«

Am vierten Tag der kosmischen Spiele brachen Kriege aus. Der Planet »Timofeja« erklärte dem Planeten »Primus«, Petjas Phantasieprodukt und Eigentum, den Krieg. Die Brüder Sascha und Grischa wahrten vorerst Neutralität, doch der Planet »Jurna«, eine Ableitung der Namen von Nadjas großem Bruder Jura und ihrem eigenen, neigte zur Kooperation mit »Primus« und brachte damit die edle Neutralität von Shenjas Söhnen ins Wanken.

Shenja vernahm aus dem großen Zimmer Bruchstücke einer Debatte über Flugapparate, Raketen, Sternenflieger und anderen Unfug und hörte nicht weiter hin. Bis Nadja auf einmal in eine abrupt eingetretene Stille hinein sagte: »Diese Untertasse, Ufo heißt so was, flog auf unseren Garten zu, blieb in der Luft darüber hängen, ganz niedrig, und dann kamen drei Strahlen aus ihrem Bauch geschossen, die trafen auf der Erde zusammen, und davon ist die Erde richtig geschmolzen. Ich hab gleich nach Mama gerufen, Mama kam rausgerannt, aber da hatten sie ihre Strahlen gerade wieder eingezogen und sind weggeflogen, hinter den Wald da drüben. Das war vorletzten Sommer, und auf der Stelle wächst bis heute kein Gras.«

Da wurde Shenja plötzlich furchtbar wütend: Diese Schwindelei war zwar harmlos, aber trotzdem Gift. Sie würde mit Nadjas Mutter reden müssen, das war ja einfach krankhaft – sie war ein so liebes Mädchen, aber warum log sie die ganze Zeit? Vielleicht musste sie mal zum Psychiater?

Nadjas Mama, die Hausbesitzerin, sollte am Wochenende kommen, und Shenja beschloss, auf jeden Fall mit ihr zu sprechen.

Am Freitag Morgen hörte der Regen plötzlich auf, dann wehte ein starker Wind, der bis zum Abend anhielt, und schließlich waren alle Wolken vom Himmel verschwunden, er war nackt, stahlblau und klar, mit den Resten schwindender Abendsonne. Die Milchfrau Tarassowna, die meist am Dorfrand auf die von der Weide heimkehrende Herde wartete, führte ihre Kuh Notschka die Dorfstraße entlang, blieb vor Shenjas Haus stehen und sagte zu ihr: »Na, jetzt hat es sich abgeregnet, nun wird's langsam wieder trocken.«

»Sie haben doch gesagt, das dauert sieben Wochen«, erinnerte Shenja sie nachtragend.

»Wer zählt schon die Tage ... Regen können wir jetzt nicht brauchen. Ganz und gar nicht. Morgen wieder drei Liter Milch? Oder wie viel?«

Shenja fiel ein, dass morgen vielleicht ihre Vermieterin kommen würde, und bat die Tarassowna, ihr fünf Liter zu bringen.

Am nächsten Morgen animierte Nadja die ganze Mannschaft, ihre Mutter vom Bus abzuholen, und schon um zehn standen sie alle an der Haltestelle. Anna Nikitischna kam gegen Mittag, hochrot, mit erhitztem, schweißnassem Gesicht und zwei riesigen Taschen. Sascha und Timoscha trugen die eine prallgefüllte Tasche, jeder fasste an einem Henkel an, nach der anderen griffen Petja und Grischa, die sie aber nicht anheben konnten, also nahmen sie Anna Nikitischna und ihre Tochter, ebenfalls jeder an einem Henkel.

Sie war eine großzügige Natur, die einstige Dorfbewohnerin Anna Nikitischna. Sie hatte seit langem einen guten Posten in Moskau, bei der Verwaltung des Diplomatischen Korps, war zuständig fürs Putzen, Waschen und Kochen bei den hochrangigen Diplomaten. Ihr unterstand ein Mitarbeiterstab von hundert Frauen, der Job war sehr einträglich und verantwortungsvoll; Fehler durfte man sich dort nicht leisten. Doch die Nikitischna war klug und diplomatisch und besaß zudem einen Schutzpatron ganz oben. Shenja kannte diese Details nicht und war deshalb verblüfft, als die Datschavermieterin ihre Taschen auspackte und der Tisch überquoll von Lebensmitteln geradezu überirdischer Herkunft, was Grischa prompt zu dem Kommentar veranlasste: »Kosmonautennahrung, nicht?«

Genau, und Kosmonautengetränke. In Büchsen und kleinen Fläschchen und ein orangefarbenes Pulver, das, in Wasser aufgelöst, zu Orangensaft mit Sprudel wurde.

»Für die Jungs, das habe ich für deine Jungs mitgebracht. Du hast mir so geholfen, Shenja. Sonst würde Nadja jetzt in Moskau rumsitzen, und hier ist sie wenigstens an der frischen Luft. Ich hab mit Kolja gesprochen, also, wir haben beschlossen: Für August nehmen wir kein Geld von dir. Du kümmerst dich ja um Nadja, also werden wir unsererseits … Verstehst du?« Anna Nikitischna zwinkerte Shenja zu, und die staunte erneut, wie ähnlich Nadja, eine ausgesprochene Schönheit, ihrer Bärin von Mutter war, die eine niedrige Stirn hatte, winzige Äuglein, eine grobe Nase und einen breiten Mund, von einem Ohr zum anderen.

»Ich verstehe, Anna Nikitischna. Danke für die Geschenke, so etwas haben die Jungs noch nie gesehen. Aber mit dem Geld … Das ist nicht nötig, wirklich. Sie sehen ja, wie mein Sommer aussieht, ich habe sowieso noch zwei dazugekriegt, da spielt eins mehr oder weniger keine Rolle. Und Nadja ist einfach Gold wert. Eine echte Hilfe. Ganz was anderes als die Jungs. Ihr Mädchen ist toll.«

An Nadjas Schwindeleien dachte Shenja in diesem Moment nicht, verblüfft von der Großzügigkeit dieser einfachen Frau.

Die Kinder gingen an diesem Abend spät ins Bett, sie saßen lange am Abendbrottisch und probierten die nie gesehenen Delikatessen aus den Tüten: Süßes und Salziges, Nüsse und Gummitiere, Kaugummi, der nach Himbeere oder Apfelsine schmeckte … Dann wuschen sie sich die Füße, putzten sich die Zähne und gingen schlafen, woanders als sonst, denn das große Hauptbett wurde Anna Nikitischna und Nadja überlassen, und Sascha wurde auf Nadjas Platz umquartiert.

Endlich waren die Kinder zur Ruhe gekommen, und Anna Nikitischna holte aus der Sommerküche eine Flasche Wodka, ein Dreiliterglas hausgemachte Salzgurken und ein Glas eingelegte Reizker; das alles an die Brust gepresst, stampfte sie mit schweren Schritten über den aufgeweichten Weg. Sie saßen noch lange auf der Terrasse, und Anna Nikitischna erzählte Shenja von ihrem heroischen Leben, wie sie alles allein erreicht hatte, ganz allein, ihren Posten und ihren Wohlstand. Sie könne noch mehr haben, aber das wolle sie nicht, denn alles habe seinen Preis, und was sie erreicht habe, sei für sie genau richtig, mehr brauche sie gar nicht.

Anna Nikitischna trank, von drei Gläsern abgesehen, die ganze Flasche Wodka allein, aß, abgesehen von einer mittelgroßen Gurke, das Dreiliterglas leer – zwischen den Gurken lagen auch kleine Kürbisse und grüne Tomaten –, und dann trennten sie sich, durchaus zufrieden miteinander.

Das Mädchen ist in Ordnung, beurteilte Anna Nikitischna Shenja.

Ein exotisches Exemplar, dieses Weib, entschied Shenja.

Am Morgen wunderte sich Shenja über Anna Nikitischnas Kälte; sie kam nicht darauf, sie dem Kater nach dem gestrigen Abend zuzuschreiben. Die Vermieterin zog die Gummistiefel an und ging in den Garten – die im Unkraut fast erstickten Reste der Radieschen retten. Nadja folgte ihrer Mutter; überhaupt wich sie nicht von ihrer Seite, war anhänglich wie ein Kälbchen.

Am Abend rüstete sich Anna Nikitischna zum Aufbruch. Die Taschen waren nun vollgestopft mit Grünzeug aus dem Garten und Frühkartoffeln von der Tarassowna. Auch ein paar Gläser Eingelegtes vom Vorjahr nahm sie mit.

»Dieses Jahr werden wir kaum etwas ernten«, erklärte Anna Nikitischna Shenja, »im Frühjahr haben Nikolai und ich eine Urlaubsreise bekommen, deshalb konnten wir nichts anpflanzen. Faktisch liegt der ganze Garten dieses Jahr brach.«

Dann brachten sie alle Anna Nikitischna zum Bus. Der Sechsuhrbus fiel aus, also mussten sie auf den nächsten warten. Die Kinder hatten es bald satt, auf den Baumstämmen zu sitzen, und liefen zum Fluss hinunter. Shenja, nun mit ihrer Vermieterin allein, streckte vorsichtig die Fühler aus: »Sagen Sie, war Nadja von der Schule aus in Spanien?«

»Ja«, antwortete Anna Nikitischna gleichmütig, »ich sage schon manchmal zu Nikolai, warum schlägst du sie denn, sie ist gut in der Schule, sie hilft zu Hause, aber er – nein, sagt er, Erziehung muss sein. Vielleicht hat er ja recht – Nadja ist Klassenbeste. Sie haben Schüler für einen spanischen Film gesucht, und aus der ganzen Schule wurden nur drei genommen. Anderthalb Monate, sie haben alles bezahlt, Flug, Essen und Hotel. Hat uns alles keine Kopeke gekostet. Nadja sollte sogar noch Geld kriegen. Aber Nikolai war dagegen, das nimmst du nicht, hat er gesagt, denen ihr Geld, damit machst du dich bloß schmutzig, das bleibt an dir hängen. Wir arbeiten schließlich beim Diplomatischen Korps, nicht in irgendeiner Fabrik.« Sie polkte mit dem Finger in ihren Backenzähnen herum, kaute und schnalzte mit der Zunge. »Spanisch, das ist nicht schlecht, das sprechen sie in Kuba und in Lateinamerika. Ich denke, wir lassen sie Sprachen studieren.«

So, dachte Shenja, mit Spanien ist alles klar.

»Nicht vielleicht lieber Jura? Mit ihrer Milizmedaille?«, warf Shenja eine weitere Angel aus.

»Was heißt hier Medaille, Shenja! Das ist doch nichts weiter! Bloß ein Ehrenabzeichen. Sie war noch klein, da haben sie ihr damit den Kopf verdreht – eine Medaille, eine Medaille! Hat sie dir das erzählt? So eine Plaudertasche! Bei uns im Haus hat es einen Mord gegeben, eine Alte wurde mit der Axt erschlagen. Sie haben ein Phantombild ausgehängt, alle Nachbarn zusammengeholt und uns instruiert, wenn wer jemanden sieht, der so aussieht, soll er es melden. Das Milizrevier ist gleich bei uns im Hof. Na ja, und mein Kind hat ihn gesehen, einen Mann mit Lammfellmütze, da ist sie gleich hingelaufen, und dann haben sie ihn sofort festgenommen. Er war der Neffe von der Alten. Den hatten sie sowieso in Verdacht, aber nun war er sogar selber aufgetaucht, und Nadja hat ihn nach dem Phantombild erkannt. Sie ist sehr aufmerksam. Und hat Glück, ihr fliegt irgendwie alles zu.«

»Und Ihr Sohn, ist der genauso?«

»Welcher Sohn?«, fragte Anna Nikitischna erstaunt. »Wir haben keinen Sohn.«

»Wie? Und Jura? Sie redet doch dauernd von ihrem großen Bruder Jura.« Shenja war noch erstaunter.

Anna Nikitischna lief rot an, zog die Brauen zusammen, und man ahnte, weshalb man sie bei der Verwaltung des Diplomatischen Korps zu schätzen wusste: »Dieses Luder! Sie hat also im ganzen Hof rumerzählt, dass sie einen Bruder hat. Die Nachbarinnen, für die war das ein gefundenes Fressen, die haben gleich das Gerücht verbreitet, dass mein Kolja einen unehelichen Sohn hat. Da kommt das also her! Na, Shenja, die kann was erleben!«

Mit schallender Stimme rief sie: »Nadja! Komm her!«

Nadja lief sofort los, die Jungs hinterher. Sie rannten die Uferböschung hoch, der Weg war rutschig, noch feucht vom langen Regen, Shenja sah, wie Grischa hinfiel und Petja mitriss, wie beide sich im nassen Gras wälzten und wie Nadja aus Leibeskräften rannte.

Da kam der Bus um die Ecke und wollte schon an der Haltestelle vorbeifahren, doch Anna Nikitischna schwang die Faust, die Vordertür öffnete sich, sie quetschte sich mitsamt ihren Taschen hinein, drehte sich noch einmal zu Shenja um und rief: »Nächsten Sonnabend komme ich mit ihrem Vater, der wird's ihr zeigen, dem Luder. Diese Lügerei ... Da hat sie sich was Schönes angewöhnt.«

Nadja kam angerannt, sah den Bus abfahren und fing an zu weinen – zum ersten Mal in diesen zwei Wochen sah Shenja das Mädchen weinen. Weil sie sich nicht von ihrer Mutter verabschiedet hatte. Sie ahnte nicht, was ihr bevorstand.

Shenja musste lachen. Sie nahm Nadja in den Arm.

»Nun heul doch nicht, Nadjuscha. Du siehst ja, wie die Busse heute fahren, halten sich an keinen Fahrplan – der eine ist gar nicht gekommen und der hier viel zu früh.«

Nun interessierte Shenja nur noch eine einzige Frage, das heißt, die Antwort darauf: Was war dahinten im Garten, gab es da diese kahle Stelle, von der Nadja gesprochen hatte?

»Komm, zeig mir doch mal, wo bei euch im Garten die Erde von den Strahlen verbrannt wurde.«

»Ja, klar, mach ich.« Nadja nahm Shenjas Hand.

Ihre Hand war weich und drall, sie fühlte sich angenehm an. Sie gingen zurück zum Haus und liefen an der Terrasse vorbei nach hinten, wo der eigentliche Garten in offenes Feld überging, denn der Zaun war umgestürzt, und Nikolai hatte ihn wegen der Urlaubsreise im Frühjahr noch nicht reparieren können.

Erst hielt Shenja es für eine Kanalisationsluke mit einem ganz normalen gusseisernen Deckel. Dann erkannte sie, dass die Fläche doppelt so groß war. Und als sie genauer hinsah, bemerkte sie, dass die Naht fehlte. In der Mitte sah es wirklich aus wie Eisen, es glänzte sogar ein wenig, dann wurde es heller, und am Rand dieser verbrannten Erde wuchs Gras, erst dünn und blass, nur vereinzelte Halme, bis es schließlich dichter wurde und so hoch, dass es längst hätte gemäht werden müssen. Shenja stampfte mit dem Fuß, der in einem Gummistiefel steckte, auf die Fläche – na schön, kein Eisen, aber vielleicht war es ja Asphalt. Dann setzte sie sich mitten in den Kreis und bat Nadja, ihr noch einmal zu erzählen, wie sich das alles abgespielt hatte. Und Nadja erzählte ihr bereitwillig noch einmal die ganze Geschichte, zeigte ihr, wo die fliegende Untertasse aufgetaucht war, wo sie gedreht hatte, wie sie in der Luft hing und wohin sie verschwand.

»Und die Strahlen sind genau hier zusammengetroffen, wo diese kahle Stelle ist.«

Nadjas wunderschönes Gesicht strahlte, sie freute sich und verströmte die reine, geradezu heilige Wahrheit. Shenja schwieg eine Weile, dann drückte sie Nadja an sich und fragte sie leise, den Mund ganz dicht an Nadjas Ohr, damit die Jungen nichts hörten: »Aber das mit deinem Bruder Jura, das ist geschwindelt, oder?«

Nadjas braune Augen erstarrten, als wären sie versiegelt. Ihr Mund öffnete sich einen Spalt, sie stopfte fast alle Fingerspitzen zugleich hinein und kaute fieberhaft darauf herum. Shenja erschrak.

»Nadjuscha, was ist denn? Was hast du?«

Nadja schmiegte ihr Gesicht und ihren ganzen weichen, drallen Körper an Shenjas magere Seite. Shenja streichelte ihr dickes braunes Haar, den dicken, seidenweichen Zopf und ihren glatten, unter dem groben Mantel bebenden Rücken.

»Na, na, mein Mädchen. Nadja, was hast du denn?«

Nadja riss sich von Shenja los, und ihre Augen funkelten schwarz und hasserfüllt.

»Ich habe einen Bruder! Ich habe einen Bruder!«

Dann weinte sie bitterlich. Shenja stand auf der Eisenplatte, die die Strahlen der fliegenden Untertasse gebrannt hatten, und verstand überhaupt nichts.

Ende der Geschichte.

RAFIK SCHAMI

Fehlkonstruktion

Tante Rosa rief an, und sie ging wie immer strategisch vor: Erst erledigte sie die Familie, dann das gesamte christliche Viertel in Damaskus, danach Syrien als Ganzes. Im nächsten Schritt vernichtete sie Arabien mit ein paar kurzen, bitteren Worten, zuletzt war der Kontinent dran. »Wozu Asien?«, fragte sie mich, erwartete aber keine Antwort. Jetzt waren die anderen Kontinente dran. Die einen griff Tante Rosa wegen ihrer unmenschlichen Kolonialherrschaft an, die anderen wegen ihrer Dummheit, sich kolonialisieren zu lassen. Schließlich überzog sie die ganze Erde mit ihrer Kritik und griff sogleich auch die himmlische Ordnung an.

»Wenn ich da oben dem Herrn mal begegne, werde ich ihm meine Meinung sagen, dass der Mensch eine Fehlkonstruktion ist. Er hätte uns entweder etwas weniger Verstand und Erfindungsgeist mitgeben sollen oder aber einen deutlich besseren Körper, der Geschwindigkeiten von zweihundertfünfzig Stundenkilometern locker verträgt und im Fall eines Aufpralls ohne Probleme zusammenbleibt oder zumindest durch

Nachwachsen der zerstörten Organe wieder in Ordnung kommt. Wie Gott das eingerichtet hat, das ist keine Qualität. Und überhaupt, was sind denn das für Organe?

Die Augen zum Beispiel – eine schwachsinnige Erfindung! Natürlich würde ich das dem alten Herrn etwas höflicher sagen. Er ist, wie man hört, ja mimosenhaft bei Kritik. Aber bitte, ich meine: Die Augen erliegen jeder Verführung und lullen das Hirn ständig ein. Die Ohren sind, wenn auch ein bisschen skeptischer als die charakterlosen Augen, gegen viele Töne zu wenig immun. Und die Zunge? Mein Gott, die Zunge – zum Wegschmeißen! Ein unterwürfiges Organ ohne jegliches Rückgrat. Ich füttere sie, und sie sagt, was ich will!«

UWE TIMM

Meerjungfrau

Ein komisches Wort, Schluckauf, so wie der Vorgang selbst, jedenfalls von außen gesehen: Schluckauf, das heißt doch das Gegenteil von Schlucken, also nicht hinunter, sondern hinauf, ein Gefühl, dass etwas aus der Magengegend mit einem kurzen Ruck nach oben drängt. Tatsächlich ist es aber der genau umgekehrte Vorgang – ein krampfartiges Einatmen. Der Schluckauf ist ein eher gewöhnliches Phänomen, kaum beachtet, allenfalls werden ein paar gute Ratschläge gegeben. Anders in unserer Familie, da löste er, bekam ihn Tante Anita, sofort Unruhe, ja eine ängstliche Hektik aus.

Wir saßen im Garten von Tante Anita am weißgedeckten Kaffeetisch. Onkel Charny hatte Pflaumenkuchen gebacken, dünn und knusprigfest der Teigboden, säuberlich belegt mit den geviertelten Pflaumen, die saftig, aber nie matschig waren, und die Frauen sagten wieder einmal: Nein, wie er das nur macht, der Charny.

Komm mal her, min Lütten, sagte Tante Anita, und ich durfte mich auf ihren Schoß setzen. Von ihr ließ ich mich auch küssen. Sie verstand es, Kinder richtig zu küssen, weich, aber nie feucht.

Schön ruhig sitzen, sagte sie.

Und ich setzte mich erst stocksteif hin, dann aber schob ich mich vorsichtig nach hinten und spürte, das ist eine dieser intensiven frühen Erinnerungen, ihre Brust und das langsame Einsinken in die weichen Oberschenkel, ein wenig nur, aber etwas, worauf ich mich schon auf dem Hinweg gefreut hatte. Ich hörte sie hinter mir lachen, ein raues, tiefes Lachen. Auch wenn sie sprach, war es, als sei sie heiser. Mit ihr verbindet sich meine erste bewusste Wahrnehmung von dem, was Frauen sind, der Duft eines Parfums, süß wie eine Backessenz, die Weichheit der Brust, der Schenkel, das Haar, hellblond aufleuchtend, dicht, das, trank sie ihren Kaffee, meinen Kopf, mein Ohr, meine Stirn streifte, und ich vermute, meine andauernde Fixierung auf blonde Frauen hat ihren Ursprung vielleicht ebendarin, dass ich, der spät Gezeugte, mich auf ihren Schoß setzen durfte, alle anderen Cousinen und Cousins waren dafür schon zu alt.

Möglicherweise war ich an dem Schluckauf mit schuld, aus dem einfachen Grund, weil ich auf ihrem Schoß saß, oder, genauer, so wie ich darauf saß, zunächst ruhig, dann vorsichtig die Haltung verändernd, mich heranschob, den Druck meines Rückens gegen ihre Brüste verstärkte, um den gleichmäßigen Gegendruck ihres Atmens zu spüren, bis plötzlich dieses stoßweise krampfartige Einatmen kam, das kurze Antippen an den neugierigen Rücken des Siebenjährigen.

Die Gespräche verstummten, alle starrten Tante Anita an, und jeder wusste, wenn es nicht innerhalb der nächsten beiden Minuten mit diesen ruckartigen Bewegungen aufhörte, dann würde es dauern, eine Stunde, zwei, vielleicht einen Tag lang, oder, ganz furchtbar, womöglich mehrere Tage. Sie saß da und wurde regelmäßig vom Schluckauf geschüttelt, immer wiederholte es sich; dieses von einem kleinen Glucksen unterbrochene Sprechen, bis sie verstummte.

Man weiß, was helfen soll, Luft anhalten, bis 30 zählen, nach vorne beugen, sich hinlegen, rollen, erst nach links, dann nach rechts, dann auf den Bauch, aber nichts von alldem half ihr. Der Nachmittag war verdorben, alle saßen da und sahen sie an, jeder wusste, alles, wirklich alles hatte Tante Anita schon gegen diesen Schluckauf versucht. Sie war von Arzt zu Arzt gelaufen, hatte sogar einen Schäfer in der Lüneburger Heide besucht, einen heilkundigen Mann, der Warzen, Magengeschwüre und Migräne erfolgreich mit Kräutern und Besprechungen behandelte.

Sie hatte nach seinem Rezept einen Kräutertee zubereitet, den sie lauwarm und in winzigen Schlückchen auf dem Rücken liegend trank. Es half nicht.

Auf der Heimfahrt in der S-Bahn wurde wieder einmal die Geschichte von dem Schluckaufleiden der Tante Anita erzählt, wie dieser normale, durch Zählen und Luftanhalten behebbare Schluckauf, den sie als Kind wie jedes Kind hin und wieder gehabt hatte, eines Tages, sie war dreizehn, plötzlich nicht mehr aufhören wollte.

Eine Verkühlung, dachten die Eltern. Nichts Spektakuläres. Es war an einem Abend im August, und sie hatten an der Elbe in einem Gartenlokal gesessen. Ein Bekannter ihrer Eltern, der als Baumwolleinkäufer in Ägypten arbeitete, war auf Besuch gekommen, hatte von Kamelen, Beduinen, dem Nil und den Pyramiden erzählt und dabei die damals noch staksige, aber wegen ihrer Schönheit schon gerühmte Anita angesehen. Sie saß mit roten Flecken im Gesicht da, sah ihn an, lauschte mit leicht geöffnetem Mund – plötzlich unterbrach er sich in seiner Beschreibung von Luxor und sagte, während er einen der Zöpfe von Anita sacht durch die Hand gleiten ließ, sie habe wunderschönes Haar, die Ägypter wären, sähen sie ihr blondes Haar, begeistert, ja, sie würden außer sich geraten. Und da, in dem Moment, bekam sie einen Schluckauf.

Die Eltern lachten, der junge Baumwollkaufmann lachte, sie lachte, wenn auch verlegen.

Du hast zu schnell die kalte Limonade getrunken.

Sie musste die Arme heben, die Luft anhalten, zählen, den Tee in kleinen Schlückchen trinken – der Schluckauf hielt sich, hielt sich quälend die Nacht über. Am nächsten Morgen kam der Arzt, konnte aber der inzwischen weinenden, von dem Rucken im Brustkorb, dem Krampf im Zwerchfell, der von Seitenstechen gequälten Anita nicht helfen. Ihr Inneres war wie wund. Das fortwährende Rucken ließ keinen Schlaf zu und keinen anderen Gedanken, bis der Schluckauf ganz plötzlich gegen Mittag des zweiten Tages aufhörte.

Heute, freudgeschult, vermute ich, dass Tante Anita damals, sie war 13, unter großer emotionaler Spannung stand. Das ist keine allzu kühne Deutung, denn auch der dritte Dauerschluckauf (vom zweiten wird erst später die Rede sein) stellte sich in einer ähnlichen, hochverdichteten Situation ein – in der Hochzeitsnacht. Anita war 19 Jahre alt, als sie heiratete. Bei ihrer gutbürgerlichen Erziehung darf man vermuten, dass sie als Jungfrau von ihrem Mann, dem späteren Onkel Charny, über die Hotelzimmerschwelle getragen wurde.

Am nächsten Morgen saßen sie am Frühstückstisch, beide übernächtigt, sie mit diesem krampfartigen, kleinen entnervenden Hick, fix und fertig, ihre hellblauen Augen rot umrändert. Die Kellner grinsten vielsagend, dabei gab es, wie Onkel Charny gern erzählte, keinen Grund zum Grinsen, jedenfalls nicht den, der die Kellner zum Grinsen brachte. Erst später dann, na ja, so sagte Onkel Charny in seiner bedächtigen Art, und Tante Anita lächelte.

Ein Hochzeitsfoto zeigt die beiden, sie in einem weißen Kleid, ein Rosenbukett im Arm, und sie ähnelt – ich übertreibe nicht – Grace Kelly, daneben Charny, gutaussehend wie der Fürst, nicht groß, aber nicht so kurzbeinig wie Rainier von Monaco. Charny war gelernter Konditor, nicht vermögend, aber tüchtig, er machte sich später selbstständig und brachte es zu einem Haus mit Garten.

Es war eine Liebesheirat, ja, wie beide sagten, es war Liebe auf den ersten Blick, ein Blick durch das Glas eines Aquariums, in dem Tante Anita schwamm und vor dem Charny stand.

Wer kann das von sich sagen, seine Frau aus dem Aquarium gefischt zu haben?, sagte Onkel Charny.

Es würde einfach zu weit führen zu erzählen, wie Anita als Mädchen zum Ballett, zum Stepptanzen, wie sie zur Gymnastik, zum Weitsprung und zum Schwimmen gekommen war, nur so viel: Sie war ein

Naturtalent, ihr Körper war etwas, mit dem zu experimentieren ihr ganz offensichtlich Spaß machte, sie war – und die Reformbewegung hatte das vorbereitet – bewegungshungrig bis zur Akrobatik. Noch an ihrem 85. Geburtstag wollte sie uns mit einem Spagat überraschen.

Bloß nicht, das muss doch nicht sein, riefen Cousinen und Enkel, sei doch vernünftig.

Mühelos stand sie mit einer leichten Drehung des Beckens wieder auf, alle klatschten wie erlöst. Sie lächelte und sagte: Anita de Seneca dankt für den Applaus.

Danach tanzte sie und ließ alle Männer im mittleren Alter erschöpft zurück.

Na und ihr Jungen, was ist mit euch? Aber die konnten nicht tanzen.

Nächte hab ich durchtanzt, sagte sie, Schuhe kaputtgetanzt. Damals. Turniertanz.

Zum Tauchen kam sie durch Zufall. Sie war in der Badeanstalt, und ihrer Schwester Alma war ein Steckkamm ins Wasser gefallen, ein schön geschnittener Kamm aus Schildpatt. Der Kamm war in einer langsamen wiegenden Bewegung auf den hellblau gekachelten Grund gesunken. Die Schwester stand am Rand, und der Bademeister, ein Mann mit dem Brustkasten einer Tonne, sagte: Na denn wolln wir mal. Er wollte aber sichtlich von den beiden Mädchen gebeten werden. Nur zögernd und betont langsam nahm er die weiße Schirmmütze vom Kopf, begann, das weiße Hemd aufzuknöpfen, sagte nochmals: Na denn muss ich wohl.

Aber da war Anita schon gesprungen, machte, was damals kaum eine Frau konnte, einen Kopfsprung, und Alma sah, wie sie in dem dunklen Badeanzug, die weiße Badekappe auf dem Kopf, hinuntertauchte, den Kamm ergriff, hochkam und den Kamm ihr entgegenstreckte.

Neugierige Badegäste, die am Rand standen und Tante Anita beobachtet hatten, klatschten.

Und, wie war es, wollte Alma wissen, ich meine, hat es in den Ohren gedrückt?

Nein, nur das Chlor, das brannte ein wenig in den Augen, nein, es war ganz leicht.

Von da an tauchte Tante Anita, tauchte und tat im Wasser das, was sie als kleines Mädchen beim Ballett gelernt hatte, sie schwamm, aber so, als tanze sie. Es war das, was man heute Kunstschwimmen nennt. Ich will nicht behaupten, was auch Tante Anita nie behauptet hat, dass sie das Kunstschwimmen erfunden habe. Sie hat einfach das genossen, was heutzutage, da fast alle schwimmen können, den meisten bekannt ist – sich erleichtert im Wasser zu bewegen. Nur war ihr Stil damals unüblich, so wie sie zwischen diesen ernsthaft hin- und herschwimmenden Schnauzbärten auftauchte, kleine Jubelschreie ausstieß und dabei graziös die Arme aus dem Wasser streckte.

Als wir, es muss die Olympiade in Los Angeles gewesen sein, zum ersten Mal die beiden amerikanischen Kunstschwimmerinnen sahen, konnten wir uns vor Lachen kaum halten. So was Beknacktes, wie die beiden Amerikanerinnen beim Synchronschwimmen die Arme wie die Schwanenhälse reckten, wie sie im nächsten Augenblick sich wie die Robben im Wasser wälzten, nein auch. Und der Gedanke, meine Tante, auf deren Schoß ich so gern gesessen hatte, könnte sich damals im Wasser ähnlich abgemüht haben, ist mir eher peinlich. Aber dann denke ich daran, was die Eltern mir erzählt haben und was einige Fotos auch belegen: Tante Anita war mehr eine Kunsttaucherin denn eine Kunstschwimmerin. Sie muss, folgt man den Erzählungen der Familie, sich von der Wasseroberfläche regelrecht zurückgezogen haben. Ihre ausgezeichnete Atemtechnik erlaubte es ihr, gute vier Minuten unter Wasser zu bleiben, um dort ihr Wasserballett zu schwimmen, genauer zu tauchen, und zwar in einem übergroßen Aquarium.

Das Aquarium maß fünf mal sechs Meter und war vier Meter hoch. Es wurde zu jedem Jahrmarkt auf dem Hamburger Heiligengeistfeld in einem Zelt aufgebaut. Die breiten Glaswände wurden durch Stahlrahmen gehalten, die durch seitliche Stahlstützen verstärkt wurden. Ich habe das Aquarium als Kind noch auf dem Hamburger Dom gesehen. Ein Taucher war angekündigt worden, und für fünfzig Pfennige konnte man zusehen, wie der Mann in den Taucheranzug stieg, wie ihm der kupferne Taucherhelm aufgesetzt und festgeschraubt wurde, wie der Mann mit seinen massiven Bleischuhen eine kleine Treppe hoch und dann in das gläserne Becken hineinstieg. Zwei Männer pumpten ihm Luft zu, die er durch ein kleines Ventil als Blasen nach oben steigen ließ. Er pumpte den Anzug auf, hüpfte am Grund, kam hoch, schwebte einen Augenblick und sank durch Ablassen von Luft langsam wieder hinab und schweißte, das war der Höhepunkt der Vorführung, unter Wasser ein rundes Teil aus einer Stahlplatte.

In ebendieses Aquarium war auch unsere Tante gestiegen, um sich das zu erarbeiten, was sie als *Traum der Nixe* in Szene setzen wollte. Dafür trainierte Tante Anita jeden Morgen in dem Aquarium, in dem am Abend fünf Liliputaner als Wasserzwerge auftraten. An einem Vormittag stand ein Mann, der künftige Onkel Charny, vor dem Aquarium, nicht zufällig, sondern von dem Schaubudenbesitzer herbeigerufen, der für seine Tochter eine Hochzeitstorte bestellen wollte.

Eine blonde Frau im Aquarium, ich dachte, ich träume, so hat er das später ausgedrückt. Er staunte sie einen Augenblick an, stellte sich dann dicht an die Scheibe, um sie genauer betrachten zu können, sie, die wie im Traum mit geschlossenen Augen eine Pirouette übte. Er klopfte an die Scheibe. Sie öffnete die Augen, und so sahen sie sich an, ein wunderbarer Augenblick, sie im Aquarium, er davor. Er zeigte nach oben, sie schüttelte den Kopf. Er machte eine bittende Geste mit den Händen, da ließ sie ein paar Luftperlen hochsteigen.

Danach ging alles sehr schnell: die Einladung in das *Café L'Aronge,* in dem Charny als Konditor arbeitete, Tanztee mit Mutter Hatje am Tisch, Charnys Liebesbeteuerungen am Elbufer, die Frage, ob sie ihn? Ja! Ja! Ja! Das förmliche Umdiehandanhalten. Das Zögern von Vater Hatje (der hatte einen anderen Schwiegersohn vor Augen, bei dieser Tochter, vermögend sollte er sein, zumindest Akademiker), dann das erlösende Ja. Die Hochzeitstorte, ein Meisterstück von Charny mit einer blauen Glasur, darauf räkelte sich eine Meerjungfrau aus Marzipan.

Es wurde gemunkelt, ein Kind sei unterwegs. Aber das waren Gerüchte, tatsächlich sollte sie erst drei Jahre später ihr erstes Kind bekommen.

Zunächst arbeitete sie weiter an ihrer Tauchchoreografie *Der Traum der Nixe,* und schließlich gelang es ihr auch, einen Impresario zu überreden, sich ihr Kunsttauchen, wie sie es nannte, anzusehen. Ich kann mir gut vorstellen, wie der Impresario vor dem Aquarium saß und Anita, die einen engen weißen Badeanzug trug, beobachtete, ihre Brüste, hochansetzend und rund, ihren Hintern, ihre Oberschenkel, ihre langen Beine und ihr blondes Haar, das sie sich hatte wachsen lassen und das jetzt im Wasser strömte. Er saß da und starrte in das Aquarium. Anita drehte sich, machte einen Salto rückwärts, sprang wie in Zeitlupe, die Beine zum Spagat gespreizt, küsste eine große Meeresschnecke, die sie vom Boden aufhob, und einmal, das gehörte mit zu der Inszenierung, ließ sie eine Kette kleiner Blasen aufsteigen, wie einen Hilferuf, dann schwamm sie tastend an der Glaswand entlang, als suche sie einen Ausweg aus dem Aquarium, um sich sodann nach oben treiben zu lassen und mit einer erschöpft geführten Hand Abschied nehmend aus dem Wasser zu winken, dann sank sie langsam zum Grund hinunter.

An dieser Stelle war der Impresario aufgesprungen. Die ertrinkt, soll er gerufen haben, die hat doch keine Luft mehr. Er wollte in das Aquarium steigen, um Anita zu retten. Man musste ihn festhalten.

Sie lag jetzt, nein schwebte einer Wasserleiche ähnlich am Grund des Aquariums, plötzlich wischte sie sich über die Augen, blickte in Richtung des Impresarios, ließ eine große Luftblase wie einen Schrei aus dem weitgeöffneten Mund, fasste sich mit beiden Händen ans Herz, stieß sich sodann vom Boden ab und schnellte wie ein Delphin aus dem Wasser. Sie schwamm zu der kleinen Leiter, stieg aus dem Aquarium und verneigte sich.

Pas mal, rief der Impresario: Allerdings, sagte er, in das Varieté, zu dem er Kontakte pflege, passe dieses Trumm von Aquarium gar nicht rein. Die Nummer kann man nur hier auf dem Jahrmarkt bringen.

Nein, das wollte Tante Anita auf keinen Fall, auf dem Jahrmarkt auftreten, schließlich war das, was sie machte, eine künstlerische Vorführung, und eine Nummer wollte sie das auch nicht genannt wissen. Es sei ein Stück.

Dann kommt nur das Hansa-Varieté in Frage, das größte in Hamburg. Der Impresario wollte versuchen, den Direktor zu überreden, sich ihre Kunsttauchvorführung anzusehen, und er wollte gern als künstlerischer Agent für Anita arbeiten. Allerdings, sagte er abermals, dieser Nixentanz sei wirklich nett, aber für ein großes international beachtetes Varieté müsse man diese Vorführung noch etwas erweitern und ergänzen, am besten wäre ein Wassermärchen, eine Szenerie, zum Beispiel mit den fünf Liliputanern, die jeden Abend als Wassergartenzwerge im Aquarium auftraten.

Die Liliputaner stellten unter Wasser Lebende Bilder dar, die, es war ja die Zeit des Expressionismus, ekstatische Gefühle ausdrückten: den Hass, die Freude, die Trauer. Zunächst schwammen die fünf in Kiellinie im Aquarium herum, dann tauchten sie wie die Enten ab, schlüpften in die unten am Boden bereitstehenden Bleipantoffeln und zeigten ein dynamisches Bild: das Entsetzen. Alle in wilder Flucht, nach vorn stürzend, nach hinten blickend, nur der Letzte blickt dem Entsetzen ins Auge, die Arme abwehrend ausgestreckt, den Oberkörper weit zurückgeworfen, schon fallend, aber doch noch mit der Fußspitze im Bleipantoffel verankert. Eine Schräglage des Körpers, die auf dem Trockenen undenkbar gewesen wäre. Es waren Bilder wie aus einem Traum.

Der Impresario machte auch gleich einen Vorschlag: *Schneewittchen,* sagte er, es sind zwar nicht sieben, sondern nur fünf Zwerge, aber egal, das reicht.

Anita wollte zunächst nicht, sah ihre feenhafte Inszenierung durch einen vulgären Handlungsablauf verschandelt, aber da es die einzige Möglichkeit war, dann vielleicht doch noch den *Traum der Nixe* einem größeren Publikum vorzuführen, willigte sie ein, begann auch sofort mit den Proben, die der Impresario arrangierte. Die Liliputaner arbeiteten in ihren Bleipantöffelchen am Grund mit kleinen Hacken und Schaufeln, gruben nach Schätzen, dann tauchte – buchstäblich – Anita in diese Zwergenwelt ein, stieg in ein Paar Bleipantoffel, trank aus einem Becherchen, aß von einem Tellerchen und so weiter, wurde von den Zwergen entdeckt und begrüßt, sie tauchte auf, holte Luft, tauchte ab, während die Zwerge oben in Kiellinie schwammen und Luft schöpften, sie kochte, stopfte, schüttelte die Betten, biss in den Apfel, kam nach Luft ringend an die Oberfläche, sank sterbend mit feinen Fächelbewegungen auf den Grund, lag dort als Wasserschneewittchen umgeben von händeringenden Zwergen.

Dann kam der kurze Auftritt von Charny, ihrem damaligen Verlobten, in einem roten Badeanzug tauchte er hinunter, um seine Anita wachzuküssen.

Anita und Charny verneigten sich, sie hatten sich sogar einen Künstlernamen zugelegt: Charny und Anita de Seneca, nicht zu vergleichen mit dem niederdeutschen Hatje, wie Tante Anita mit Mädchennamen hieß.

Diejenigen in der Familie, die diese Inszenierung

gesehen hatten, erzählten noch nach Jahren begeistert davon. Vielleicht hätte Anita ja ihren Weg gemacht, so wie sie aussah und mit dieser eigentümlich tiefen Stimme, und so wie sie sich bewegte, sicher und geschmeidig, schwimmen, tanzen, steppen konnte, und das alles mit einer nahezu perfekten Figur, vielleicht wäre sie vom Hansa-Varieté in Hamburg in die Scala nach Berlin gekommen und, wer weiß, vielleicht dort von Fritz Lang für den Film entdeckt worden und später in Hollywood gelandet.

Dem Impresario war es tatsächlich gelungen, den Direktor des Hansa-Varietés zu überreden, sich dieses Unterwassermärchen anzusehen. Er kam an einem Samstagmorgen.

Das Aquarium wurde von vorn und von den Seiten angestrahlt.

Die Liliputaner kamen im Gänsemarsch, stiegen die seitliche Treppe am Aquarium hoch und stiegen wie die Bergarbeiter ins Wasser, tauchten und arbeiteten mit kleinen Spaten und Spitzhacken am Grund, Tante Anita kam, schwebte herab, sie wurde von den Zwergen herzlich begrüßt, sie zupfte an den Zwergen herum, zart, sanft, so liebevoll, die Zwerge blickten sie verzückt an. Sie drängten sich schwimmend um sie, hielten ihr die Tellerchen entgegen, zehn Hände, einer setzte sich auf ihren Schoß, die anderen drängten sich um sie – und da passierte es. Sie fuhr regelrecht zusammen. Und der Varietédirektor sah, wie die eben noch Schwebende mit dem Oberkörper nickte, die Bewegungen waren nicht mehr harmonisch fließend, sondern wurden hektisch und immer hektischer, die Tellerchen fielen ihr hin, sie zuckte – hatte sie Wasser geschluckt? – immer wieder zusammen, sah sich hilfesuchend um, stieg aus ihren Bleipantoffeln und ruderte hoch, nicht wie eine Prinzessin der Meere, eher wie ein Erpel, ruckartig schwamm sie zum Rand, stieg die Leiter hoch, hustend, auch Wasser spuckend, denn der Schluckauf ist, wie schon gesagt, ein krampfartiges Einatmen. Und da stand Tante Anita, vom Schluckauf geschüttelt, vor dem Direktor des Hansa-Varietés und sagte: Entschuldigung, ich habe einen Schluckauf.

Wie war es zu diesem Schluckauf gekommen? War es ein dummer Zufall, so wie es die Tante erklärte: Der kommt einfach so, und wenn er nicht gleich wieder weg ist, dann dauert das und dauert – fürchterlich.

War es die Anspannung, die Aufregung? Oder stimmt es, was mein Vater behauptete, einer der geilen Zwerge habe ihr, als sich ihr die zehn Hände entgegenstreckten, an die Brust gegrapscht?

Wie auch immer: Nach diesem Schluckauf kamen

all die anderen, der Schluckauf in der Hochzeitsnacht und die folgenden, immer wieder, bis zum 51. Geburtstag der Tante. Seitdem hat sie, die jetzt über neunzig ist, keinen Schluckauf mehr.

ERICH KÄSTNER

Existenz im Wiederholungsfalle

Man müsste wieder sechzehn Jahre sein
und alles, was seitdem geschah, vergessen.
Man müsste wieder seltne Blumen pressen
und (weil man wächst) sich an der Türe messen
und auf dem Schulweg in die Tore schrein.

Man müsste wieder nachts am Fenster stehn
und auf die Stimmen der Passanten hören,
wenn sie den leisen Schlaf der Straßen stören.
Man müsste sich, wenn einer lügt, empören
und ihm fünf Tage aus dem Wege gehn.

Man müsste wieder durch den Stadtpark laufen
mit einem Mädchen, das nach Hause muss
und küssen will und Angst hat vor dem Kuss.
Man müsste ihr und sich, vor Ladenschluss,
für zwei Mark fünfzig ein paar Ringe kaufen.

Man würde seiner Mutter wieder schmeicheln,
weil man zum Jahrmarkt ein paar Groschen
braucht.

Man sähe dann den Mann, der lange taucht.
Und einen Affen, der Zigarren raucht.
Und ließe sich von Riesendamen streicheln.

Man ließe sich von einer Frau verführen
und dächte stets: das ist Herrn Lehmanns Braut.
Man spürte ihre Hände auf der Haut.
Das Herz im Leibe schlüge hart und laut,
als schlügen nachts im Elternhaus die Türen.

Man sähe alles, was man damals sah.
Und alles, was seit jener Zeit geschah,
das würde nun zum zweitenmal geschehn …
Dieselben Bilder willst du wiedersehn?
Ja!

ANGELIKA SCHROBSDORFF

Die schönsten Jahre einer Frau

Die Ansichten über die schönsten Jahre einer Frau sind geteilt. Manche behaupten, es wären die Jahre bis fünfunddreißig, und andere – es handelt sich um die Feinfühligen –, es wären die Jahre ab fünfunddreißig.

Was Julia betraf, so konnte sie auf eine lange Reihe »schönster Jahre« zurückblicken. Mit der ersten Menstruation hatte man ihr die schönsten Jahre des jungen Mädchens prophezeit, mit der ersten Ehe die schönsten Jahre der jungen Frau, mit dem ersten Kind die schönsten Jahre der jungen Mutter. Dann kam nichts Erstes mehr auf diesem Gebiet, und sie war immer noch jung gewesen. Also bereitete man sie auf die schönsten Jahre zwischen dreißig und vierzig vor, die Zeit, in der eine Frau noch frisch und schon reif ist. Da sie für ihr Alter jung aussah, legte man später noch ein paar Jahre dazu. Danach war es endgültig aus und von den schönsten Jahren nie mehr die Rede. Bis zu dem Tag, genau gesagt dem 27. Dezember, an dem Dr. Vrancoviczky in ihr Leben trat.

Dr. Vrancoviczky, den sie dem Branchenverzeichnis

des Pariser Telefonbuches verdankte, hatte drei Vorzüge: Erstens gehörte er zu der kleinen Gruppe Ärzte, die, aus Gründen, die man lieber unerforscht lassen sollte, zu den Feiertagen in der Stadt geblieben waren, zweitens wohnte er bei ihr um die Ecke, und drittens hatte er einen unaussprechbaren Namen. Sie dachte, ein Mann mit einem unaussprechbaren Namen müsse Humor haben. Sie hatte sich getäuscht. Dr. Vrancoviczkys Humor bestand ausschließlich darin, dass er Julia über die Freuden ihres Alters aufklärte.

Er war klein und grau – Haare, Augen, Haut, Anzug eine Schattierung. Sein Gesicht war von undurchdringlichem Ernst geprägt, das humorloseste Gesicht, das sie jemals gesehen hatte. Er machte den Eindruck eines evangelischen Pfarrers alter Schule.

Sie stand im Nachthemd vor ihm, und obgleich das für einen Arzt kein ungewöhnlicher Anblick sein konnte, hatte sie das Bedürfnis, sich dafür zu entschuldigen. Dann entschuldigte sie sich auch noch für Barabas, den Hund, der wie ein altmodisches, aber noch gut erhaltenes Eisbärfell mitten im Entree lag und nicht zur Seite wich. Er hatte beim Eintritt des Arztes nicht gebellt, und das war ein schlechtes Zeichen. Barabas bellte nur bei Menschen, über die er sich freute, die, die ihm unsympathisch waren, nahm er nicht zur Kenntnis. Dr. Vrancoviczky, nach einem scharfen Blick auf den Hund, folgte ihr stumm, um ihn herum, ins Schlafzimmer.

Das Schlafzimmer war unaufgeräumt, das Bett voller Zwiebackkrümel, auf dem Kopfkissen hatte sich die Katze ausgestreckt. Julia fegte die Krümel von der Decke und die Katze vom Kissen. Sie entschuldigte sich zum dritten Mal.

»Madame«, sagte Dr. Vrancoviczky ohne den Hauch eines Lächelns, »es gibt nichts zu entschuldigen.«

Sie bot ihm einen der unbequemen Plexiglasstühle an und kroch erleichtert ins Bett.

»Und wo fehlt es?«, fragte der Arzt.

»Hier«, sagte sie und legte ihre Hand auf die Stelle zwischen Brust und Nabel, »immer wieder der Magen.«

»Also haben Sie häufig Magenbeschwerden.«

»Seit mindestens zwanzig Jahren. Gastritis, rein psychosomatisch natürlich.«

Zu spät fiel ihr ein, dass sie nur der Patient war und nicht befugt, die Diagnose zu stellen.

Dr. Vrancoviczky sah sie starr an, lockerte dann ein wenig die Brauen, um sie emporziehen zu können, und erklärte: »Jede Gastritis ist psychosomatisch.«

»Nicht nur jede Gastritis«, sagte sie eifrig, »jede Krankheit, vom Schnupfen bis zur Darmverschlingung, scheint heutzutage psychosomatisch zu sein. Ich kann das Wort schon nicht mehr hören!«

»Sie waren es, die es gebraucht hat, Madame.«

Sie nahm sich vor, nicht mehr so vorlaut zu sein und nur noch den Mund aufzumachen, wenn sie gefragt wurde.

Dr. Vrancoviczky erkundigte sich nach der Art ihrer Beschwerden.

»Mein Magen fühlt sich wie ein großer, schwerer Stein an«, berichtete sie, »und mein Bauch macht ganz irre Geräusche. Mal zwickt es hier, mal sticht es da, mal habe ich so ein Zittern im Zwerchfell, mal Atemnot, mal Brechreiz. Es ist immer was los.«

»Wann haben Sie Brechreiz? Vor oder nach dem Essen?«

»Vor und nach. Ich glaube, das hängt gar nicht vom Essen ab, sondern von den Menschen.«

»Wie meinen Sie das bitte?«

»Ja, das ist schwer zu erklären. Es gibt Menschen und Situationen, die mir Brechreiz verursachen.«

»Fühlen Sie sich von diesen Menschen und Situationen irgendwie bedroht?«

»Nein, nur gelangweilt.«

Dr. Vrancoviczkys Gesicht schien noch starrer und grauer zu werden. Nicht das geringste Zeichen von Verständnis oder gar Mitleid, dafür die unangenehme Frage: »Wie alt sind Sie, Madame?«

»Fünfzig.«

»Haben Sie noch Ihre Periode?«

»Ja, aber die müsste eigentlich jeden Moment ... ich meine, bald, aussetzen.« Sie sah den Arzt ängstlich an, der jedoch schwieg, und sie fuhr fort: »Bestimmt hängt vieles damit zusammen, aber das macht es nicht besser. Wodurch man Magengeschwüre bekommt, ist ja schließlich egal.«

»Sie haben keine Magengeschwüre«, sagte Dr. Vrancoviczky und stand auf, um sie zu untersuchen. Er klopfte den hohl klingenden Bauch ab, bohrte seine harten, kalten Finger in verschiedene weiche, empfindliche Stellen, maß den Blutdruck, ließ sich die Zunge zeigen. Dann setzte er sich wieder.

»Magen und Kolon sind ungewöhnlich gereizt«, konstatierte er, »daher auch die falschen Kontraktionen, die Ihnen Brechreiz verursachen. Es gibt nichts Empfindlicheres als den Verdauungsapparat einer Frau.«

»Also nichts Ernstes?«

»Nein, eine ganz banale Geschichte.«

»Sollte ich meinen Magen nicht sicherheitshalber röntgen lassen?«

»Unsinn.«

»Und was ist mit Diät?«

»Wer wird denn in Ihrem Alter Diät essen?«

»In meinem Alter? Ich esse seit zwanzig Jahren mehr oder weniger Diät.«

»Das ist sehr unvernünftig. Ich bin zehn Jahre älter als Sie und esse alles, was mir schmeckt.«

Julia warf einen raschen Blick auf seine Mitte. Sie war flach und grau verpackt.

»Da sind Sie eine Ausnahme«, sagte sie, »keiner wagt mehr das zu essen, was ihm schmeckt.« Und da er auf diese dummdreiste Bemerkung gar nicht erst einging: »Was meinen Sie, soll ich aufstehen oder lieber noch einen Tag im Bett bleiben?«

»Wer wird denn in Ihrem Alter im Bett bleiben? Stehen Sie auf, bewegen Sie sich, gehen Sie spazieren.«

»Bei dem miserablen Wetter?«

»Jedes Wetter ist schön, Sonne ist schön, Sturm ist schön, auch Regen ist schön.«

»Tja, na ja ... ich weiß nicht. Das ist wohl Geschmackssache.«

»Das Leben ist schön«, sagte er mit seiner tonlosen Stimme, »es gibt nichts Schöneres als das Leben.«

Julia schaute erschrocken auf. Vielleicht war der Mann plötzlich verrückt geworden. Aber nein, er saß steif und ruhig da und versuchte zu lächeln. Es sah aus, als habe er eine ebenso falsche Kontraktion im Gesicht wie sie im Magen. Sie hatte sich also doch in ihm geirrt. Er hatte einen ganz hintergründigen Humor, der Dr. Vrancoviczky. Sie lächelte ihm komplizenhaft zu und sagte: »Meine Worte! Das Leben ist herrlich, und je älter man wird, desto herrlicher wird es.«

»Ihr Alter ist überhaupt kein Alter, Madame. Das Leben beginnt mit fünfzig. Sie brauchen sich gar nicht besonders anzustrengen, um es noch gute dreißig Jahre zu schaffen.«

»Ha, ha, ha«, lachte sie gefällig, aber er lachte nicht mit. Er sah sie streng an und sagte: »Madame, ich meine es ernst.«

O Himmel, er meinte es ernst! Nicht die Spur eines hintergründigen Humors. Barabas hatte nicht gebellt. Er hatte sich nicht täuschen lassen, der kluge Hund.

Dr. Vrancoviczky zog einen Rezeptblock aus der Tasche, schrieb entschlossen etwas darauf und erhob sich.

»Ich nehme Duspatalin«, begann sie, »Phosphalugel, Primperan ...«

»Lassen Sie das alles weg und nehmen Sie das, was ich Ihnen hier verschrieben habe: Dogmatil.«

»Dogmatil?«

Ihr Magen hatte eine falsche Kontraktion, und sie stieß auf.

»Bin ich trotz dieses schönen Lebens und meiner jungen Jahre ein so schwerer Fall?«, fragte sie.

»Wieso? Was soll das nun wieder heißen?«

»Ich kenne eine Dame, sie wohnt hier im selben Haus, der hat man auch Dogmatil verschrieben. Sie hat schwere manisch-depressive Zustände, Agoraphobie und Anorexie, aber soviel ich weiß, nichts am Magen.«

»Ich kenne diese Dame nicht, kann also nicht beurteilen ...«

»Ich nehme keine Psychopharmaka, Doktor, ich habe Angst davor.«

»Aber ich bitte Sie, Madame! Alle meine Patienten, die mit dem Magen zu tun haben, nehmen Dogmatil, und es hilft ihnen ausgezeichnet.«

»Sind diese Patienten alle in dem Alter, in dem das Leben beginnt, also Anfang fünfzig und darüber hinaus?«

Er sagte, ohne auf ihre Herausforderung einzugehen, mit tiefgefrorenem Gesicht: »Manche sind fünfzig, manche jünger, manche älter.« Er legte das Rezept auf den Nachttisch: »Überlegen Sie es sich.«

»Und wie lange muss ich das Dogmatil nehmen, falls ich es nehme? Den Rest meines Lebens?«

»Wie kommen Sie denn darauf? Sie nehmen es drei Wochen, und wenn Sie sich dann noch nicht besser fühlen, müssen Sie einen Spezialisten aufsuchen.«

»Einen Spezialisten auf welchem Gebiet: Psyche, Nerven oder Magen?«

»Diese Entscheidung überlasse ich ganz Ihnen«, sagte Dr. Vrancoviczky, und ein grimmiges Lächeln zuckte um seine grauen Lippen.

Julia begleitete ihn zur Tür, wartete, bis er sich den Mantel angezogen und sorgfältig zugeknöpft hatte.

»Noch eine Frage, Doktor«, sagte sie dann, »bin ich Ihrer Meinung nach nun eigentlich gesund?«

»Meiner Meinung nach sind Sie nicht krank, aber Ihre negative Einstellung dem Leben, Ihrem Alter, sich selber gegenüber könnte Sie krank machen.«

»Ach, tatsächlich? Und ich habe immer geglaubt, dass meine Einstellung diesen Dingen gegenüber das einzig Gesunde an mir sei. Also was kann ich jetzt tun?«

»Das Dogmatil nehmen, Madame, und das Leben genießen.«

Er öffnete die Tür, und Barabas, der immer noch auf derselben Stelle lag, hob plötzlich den mächtigen Kopf und richtete seinen Blick fest und forschend auf den Arzt.

»Er wird doch nicht etwa bellen«, dachte Julia, »er wird doch Dr. Vrancoviczky und seine positive Lebenseinstellung nicht plötzlich sympathisch finden?«

Aber Barabas bellte nicht. Er gähnte, stieß auf, stöhnte und ließ seinen Kopf wieder schwer zu Boden fallen.

»Braucht auch Dogmatil«, sagte Julia in einem letzten Versuch, dem lebensfrohen Arzt einen Funken Heiterkeit zu entlocken.

»Gute Besserung, Madame«, sagte Dr. Vrancoviczky und schloss die Tür hinter sich.

JOHANN PETER HEBEL

Kannitverstan

Der Mensch hat wohl täglich Gelegenheit, in Emmendingen und Gundelfingen so gut als in Amsterdam, Betrachtungen über den Unbestand aller irdischen Dinge anzustellen, wenn er will, und zufrieden zu werden mit seinem Schicksal, wenn auch nicht viel gebratene Tauben für ihn in der Luft herumfliegen. Aber auf dem seltsamsten Umweg kam ein deutscher Handwerksbursche in Amsterdam durch den Irrtum zur Wahrheit und zu ihrer Erkenntnis. Denn als er in diese große und reiche Handelsstadt voll prächtiger Häuser, wogender Schiffe und geschäftiger Menschen gekommen war, fiel ihm sogleich ein großes und schönes Haus in die Augen, wie er auf seiner ganzen Wanderschaft von Duttlingen bis nach Amsterdam noch keines erlebt hatte. Lange betrachtete er mit Verwunderung dies kostbare Gebäude, die sechs Kamine auf dem Dach, die schönen Gesimse und die hohen Fenster, größer als an des Vaters Haus daheim die Tür. Endlich konnte er sich nicht entbrechen, einen Vorübergehenden anzureden. »Guter Freund«, redete er ihn an, »könnt Ihr mir nicht sagen, wie der Herr heißt, dem dieses wunderschöne Haus gehört mit den Fenstern voll Tulipanen, Sternenblumen und Levkojen?« – Der Mann aber, der vermutlich etwas Wichtigeres zu tun hatte und zum Unglück gerade so viel von der deutschen Sprache verstand als der Fragende von der holländischen, nämlich nichts, sagte kurz und schnauzig: »Kannitverstan« und schnurrte vorüber. Dies war nur ein holländisches Wort oder drei, wenn man's recht betrachtet, und heißt auf Deutsch so viel als: Ich kann Euch nicht verstehen. Aber der gute Fremdling glaubte, es sei der Name des Mannes, nach dem er gefragt hatte. Das muss ein grundreicher Mann sein, der Herr Kannitverstan, dachte er und ging weiter. Gass aus, Gass ein kam er endlich an den Meerbusen, der da heißt: Het Ey oder auf Deutsch: das Ypsilon. Da stand nun Schiff an Schiff und Mastbaum an Mastbaum, und er wusste anfänglich nicht, wie er es mit seinen zwei einzigen Augen durchfechten werde, alle diese Merkwürdigkeiten genug zu sehen und zu betrachten, bis endlich ein großes Schiff seine Aufmerksamkeit an sich zog, das vor kurzem aus Ostindien angelangt war und jetzt eben ausgeladen wurde. Schon standen ganze Reihen von Kisten und Ballen auf- und nebeneinander am Lande. Noch immer wurden mehrere herausgewälzt und Fässer voll Zucker und Kaffee, voll Reis und Pfeffer und salveni Mausdreck darunter. Als er aber lange zugesehen hatte, fragte er endlich einen, der eben eine Kiste auf der Achsel heraustrug, wie der glückliche Mann heiße, dem das Meer alle diese Waren an das Land bringe. »Kannitverstan«, war die Antwort. Da dachte er: Haha, schaut's da heraus? Kein Wunder, wem das Meer solche Reichtümer an das Land schwemmt, der hat gut solche Häuser in die Welt stellen und solcherlei Tulipanen vor die Fenster in vergoldeten Scherben. Jetzt ging er wieder zurück und stellte eine recht traurige Betrachtung bei sich selbst an, was er für ein armer Teufel sei unter so viel reichen Leuten in der Welt. Aber als er eben dachte: Wenn ich's doch nur auch einmal so gut bekäme, wie dieser Herr Kannitverstan es hat, kam er um eine Ecke und erblickte einen großen Leichenzug. Vier schwarz vermummte Pferde zogen einen ebenfalls schwarz überzogenen Leichenwagen langsam und traurig, als ob sie wüssten, dass sie einen Toten in seine Ruhe führten. Ein langer Zug von Freunden und Bekannten des Verstorbenen folgte nach, Paar und Paar, verhüllt in schwarze Mäntel und stumm. In der Ferne läutete ein einsames Glöcklein. Jetzt ergriff unsern Fremdling ein wehmütiges Gefühl, das an keinem guten Menschen vorübergeht, wenn er eine Leiche sieht, und blieb mit dem Hut in den Händen andächtig stehen, bis alles vorüber war.

Doch machte er sich an den Letzten vom Zug, der eben in der Stille ausrechnete, was er an seiner Baumwolle gewinnen könnte, wenn der Zentner um 10 Gulden aufschlüge, ergriff ihn sachte am Mantel und bat ihn treuherzig um Exküse. »Das muss wohl auch ein guter Freund von Euch gewesen sein«, sagte er, »dem das Glöcklein läutet, dass Ihr so betrübt und nachdenklich mitgeht.« – »Kannitverstan!«, war die Antwort. Da fielen unserm guten Duttlinger ein paar große Tränen aus den Augen und es ward ihm auf einmal schwer und wieder leicht ums Herz. »Armer Kannitverstan«, rief er aus, »was hast du nun von allem deinem Reichtum? Was ich einst von meiner Armut auch bekomme: ein Totenkleid und ein Leintuch und von allen deinen schönen Blumen vielleicht einen Rosmarin auf die kalte Brust oder eine Raute.« Mit diesem Gedanken begleitete er die Leiche, als wenn er dazugehörte, bis ans Grab, sah den vermeinten Herrn Kannitverstan hinabsenken in seine Ruhestätte und ward von der holländischen Leichenpredigt, von der er kein Wort verstand, mehr gerührt als von mancher deutschen, auf die er nicht achtgab. Endlich ging er leichten Herzens mit den andern wieder fort, verzehrte in einer Herberge, wo man Deutsch verstand, mit gutem Appetit ein Stück Limburger Käse, und wenn es ihm wieder einmal schwerfallen wollte, dass so viele Leute in der Welt so reich seien und er so arm, so dachte er nur an den Herrn Kannitverstan in Amsterdam, an sein großes Haus, an sein reiches Schiff und an sein enges Grab.

MASCHA KALÉKO

Autobiographisches

Die sogenannte Goldne Kinderzeit,
Nach der so viele von uns Heimweh haben,
Hat mein Gedächtnis abgrundtief vergraben
Und so von manchem Alpdruck mich befreit.
Was ich noch weiß aus jenen trüben Tagen,
Ist nur Erinnerung an Hörensagen.

Ich war halb fünf, als ich zum erstenmal
Mich freiheitsuchend aus dem Hause stahl.
Schön wars allein im Walde, unter Sternen,
Bis man mich fand, mit Fackeln und Laternen.
Der schnell versammelte Familienteetisch
Fand diesen Ausflug keineswegs poetisch.

Die Pubertät, so hieß es, formt das Ich.
Wenn Mädchen diesen Wendepunkt erreichen,
Sind ihre Augen große Fragezeichen,
Ihr Mund ein schweigender Gedankenstrich.
Es scheint, ich stand in zartem Alter schon
Im Zeichen solcher »Interpunktion«.

Ein Schulkind noch, war ich latent verliebt
In jenen einen, den es gar nicht gibt.
Ob Dichterjüngling, Bühnenheld – bei Licht
Ergab sichs jedesmal: Dies war er nicht!
Und doch, mein Herz, das Werkzeug dunkler Triebe,
War stets verliebt. Wenn auch nur in die Liebe.

Mit siebzehn ein geschworner Pessimist,
Verschlang ich Weininger und Schopenhauer.
Sprach wie Kassandra. Schwieg wie ein Trappist.
Und fand das Dasein vorschriftsmäßig sauer.
Aus purem Trotz nahm ich mir nicht das Leben.
Denn seliger als Nehmen schien das Geben!
Wie's weiterging, das mag wer will erfahren
Dereinst aus meines Kindes Memoiren.

ERNST HEIMERAN

Der erste Lehrer

Wir wohnten unten beim Pflasterzollhäuschen, in dem roten Kontorgebäude neben der Fabrik. Das Schulhaus lag oben am Berg neben der Kirche. Die Straße lief am Fabrikgelände entlang, durchmaß den alten Anger und stieg an der Post und am Pfarramt vorbei zum Markt hinan; dann waren es nur noch ein paar Schritte. Ich stapfte diesen Weg seit Jahren mit dem gestickten Kinderschultäschchen. Jetzt ging ich ihn zum ersten Mal mit dem ledernen Schulranzen.

Als ich mit Mama aus der Wohnung in den Geschäftsflur herunterkam, trat Papa aus seinem Privatkontor, an dem es hieß: »Kein Eingang, Comptoir nächste Tür!« Dazu eine Hand mit gestrecktem Zeigefinger und vier geschlossenen Gliedern. Rechnete man den unsichtbaren Daumen hinzu, so kam man auf eine Sechsfingerhand.

»Du kennst ja den Weg«, sagte Papa, »du wirst dich schon allein zurechtfinden. Selbst ist der Mann!« Und er klopfte mir aufmunternd die Schulter, wie er es auf beschwerlichen Wanderungen zu tun pflegte.

Mama begleitete mich noch bis zum Vorgartentürchen, zupfte mir den Matrosenkragen zurecht, gab mir einen Kuss und sah mir nach, bis ich ums Angerwirtshaus herum verschwunden war.

Beim Bäcker, der einen bunten Wichtelmann im Schaufenster und eine steinerne Katze auf dem Schornstein hatte, wartete heimlich unsre Lore, die treue Seele, steckte mir eine Tüte mit Veilchenbonbons zu und weinte.

Auch manche Kinder, von ihren Müttern gezerrt, weinten und wollten nicht. So wurde ich einer der Ersten, die mit dem Herrn Lehrer zu tun bekamen. Ich sagte ihm deutlich meinen Namen, wie es mir die Eltern eingeschärft hatten, und machte ein Kompliment. Dafür bugsierte mich der Lehrer eigenhändig in eine Bank. Dort saß ich eine gute Weile mitsamt dem geschulterten Schulranzen recht unbequem, indessen der Lehrer andere Kinder in Empfang nahm und die auf ihn einredenden Mütter abfertigte. Endlich hieß er uns alle aufstehen, die Ranzen unter die Bank schieben und beten. »Unsern Eingang segne Gott — «

Ich konnte das Gebet aus der Kinderschule. Andere konnten es nicht. Die konnten aber vielleicht schon rechnen oder kratzten von Anfang an schön regelmäßig auf-ab-auf, Tüpfele drauf. Es gab also Unterschiede. Der erstaunlichste war der zwischen arm und reich. Der Herr Lehrer erläuterte ihn sehr sinnfällig.

Er ließ den Möckel aufstehen und erklärte: »Der ist armer Leute Kind.« Dann hieß er mich aufstehen und erklärte: »Der ist reicher Leute Kind.« Wir sahen uns erstaunt an, der Möckel und ich. Wir spielten schon lange miteinander, aber das hatten wir noch gar nicht gewusst. »Die Reichen sind die, die das Geld haben«, sagte der Lehrer, »die Armen gehen barfuß.« O wie beneidete ich den Möckel, dass er barfuß gehen durfte! Und alle Wochenende bekam er daheim fünf Pfennig Sonntagsgeld und konnte sich Süßholz davon kaufen. Ich bekam daheim kein Sonntagsgeld, und wenn mich der Möckel nicht manchmal hätte mitzullen lassen, hätte ich auch kein Süßholz gehabt. Das war der Unterschied!

»In der Schule dagegen«, fuhr der Lehrer fort, denn darauf wollte er hinaus, »in der Schule gibt es keinen Unterschied. Jeder muss aufpassen, keiner darf schwätzen, und wer seine Aufgabe nicht macht, bekommt das Stöckchen.« Er legte es deutlich sichtbar aufs Pult, ein geschmeidiges Weinrebenstöckchen, wie wir es für unsere Bogen und Papierdrachen verwendeten. In der Schule diente es, um uns auf die Hände und auf die Hosen zu klopfen. Das war allerdings ein Unterschied!

Er war sehr streng, der Herr Lehrer, und schon recht grau. Schnurrbart und Spitzbart trug er ähnlich wie

Papa, kurz geschnitten. Wenn er unzufrieden mit uns war, spannte er, von Bank zu Bank gehend, einem nach dem andern die Hosen, da gab es keinen Unterschied. Es klang wie Teppichklopfen; man gewöhnte sich daran.

Alle Morgen nach dem Gebet mussten wir unsere Taschentücher vorweisen. Da bewimpelte sich die Klasse in allen Schattierungen, und es rieselte Fichtennadeln, die Reste von Schwammerlingen und allerlei getrockneten Unrat auf Tafeln und Bänke herab. Wenn man sein Sacktuch nur nicht vergessen hatte! Denn sonst wurde man an den Papierkorb kommandiert und dort vom Herrn Lehrer zur Strafe eigenhändig und höchst unsanft mit Briefumschlägen oder Butterbrotpapier geschneuzt, ob man des Schneuzens bedürftig war oder nicht – eine hygienisch anfechtbare, aber erzieherisch außerordentlich wirksame Prozedur. Ich bin seit diesem Tage nie ohne Taschentuch und jederzeit in der Lage, damit auszuhelfen, falls es jemandem in der Familie, meiner Frau beispielsweise, nicht zur Hand sein sollte.

Und so muss wohl jeder in der Klasse für irgendetwas dankbar sein, was ihm damals ausgetrieben oder eingebleut worden, mag er sich dessen auch nicht bewusst sein. Ich würde mich dieses ersten Lehrers vielleicht ebenfalls nicht mehr entsinnen, wenn er mich gegen Ende des dritten Schuljahres nicht eines Tages in seine Wohnung bestellt hätte.

Ich wusste genau, wo er wohnte: in einem einsamen Hause am Buchberg; man konnte es unten von unserem Garten aus liegen sehen. Wenn über unseren Tennisplatz schon Schatten fielen, blitzte das Schieferdach des Lehrerhauses noch in der Abendsonne. Noch nie war aber einer von uns drinnen gewesen.

Lange vor der befohlenen Zeit drückte ich mich in der Vogelbeerallee herum, die zu dem Hause führte. Der schöne freie Mittwochnachmittag! Da wollten wir Soldaten spielen. Ich hatte Zettel angefertigt, auf denen zu lesen stand, was jeder sein sollte: Sergeant, Feldwebel, Leutnant, Hauptmann, Major, eine Armee aus lauter Chargen, denn dann spielte jeder gerne mit. Ich hatte mich natürlich zum General gemacht und meinen Freund Kurt zum Adjutanten; er sollte die Zettel austragen und jeden Mitspieler ziehen lassen. Um drei Uhr wollten wir uns am schwarzen Holz sammeln. Ich bangte, ob ich nicht zu spät käme. Mein Onkel General war so ein Vorbild an Pünktlichkeit!

Als es von der Kirche herüber zwei Uhr schlug, ging ich ins Lehrerhaus hinein und klopfte an der nächstbesten Türe. Eine Haushälterin öffnete. »Du willst zum Herrn Lehrer? Wart nur!«, sagte sie, wie drohend, verließ die Küche und schob mich in eine Stube hinein.

Der Herr Lehrer saß am Tisch und löffelte Weißbrotbrocken aus einer großen Tasse Kaffee. Bei uns daheim war es nicht erlaubt einzubrocken. Auf der rotgestickten Leinentischdecke lag eine Schnupftabaksdose, daneben ein Stoß von Notizkalenderzetteln. Ich erkannte sie gleich an dem oberen Zackenrand und an den unteren gerundeten Ecken. Meine Armeepatente waren in fremde Hand gefallen.

»Hast du das da geschrieben?«, fragte der Lehrer, brockte noch einmal Brot in den Kaffee und löffelte. Trotz des herrlichen Wetters trug der Herr Lehrer eine Mütze, eine sogenannte Patschkappe. An den geschlossenen Fenstern surrten Fliegen.

Ich gab keine Antwort. Ich nahm die Frage nicht als Erkundigung, sondern als Einleitung eines Strafgerichtes. Ob mich der Lehrer nun überlegen und versohlen oder womöglich zwangsschneuzen würde?

Statt dessen beschäftigte er sich mit seiner eigenen Nase, füllte sie links und rechts mit einer Prise, verhüllte sein Haupt mit einem blaugrau karierten Taschentuch (aus unserer Fabrik!) und nieste gewaltig.

»Nun, hast du diese Zettel da geschrieben?«, wiederholte er aufmunternd, indem er sein Taschentuch genießerisch zusammenfaltete.

»Ja«, gestand ich.

»Setz dich«, gebot er.

Ich setzte mich neben ihn an die Seite, wo »Tages Arbeit« in die Tischdecke gestickt war. Der Herr Lehrer seinerseits hatte den Teil des Spruches inne, der »abends Gäste« empfahl, obwohl das nicht auf ihn passte. Denn als Junggeselle saß er alle Abend im Kadesreuther, einem Wirtshaus, das mit der gleichen Art von Tischdecken ausgestattet war, wie ich sie hier beim Herrn Lehrer antraf. Vielleicht hatte sie ihm Kadesreuthers Georgine selbst verehrt? Ich dachte nur: also er haut dich nicht. Und er schneuzt dich auch nicht. Denn dazu hätte er dich doch nicht Platz nehmen lassen. Ob er dir vielleicht eine Strafarbeit aufgeben wird?? Etwa hundertmal den Satz: »Du sollst nichts Müßiges schreiben!« Vielleicht hätte es geholfen, und ich wäre nie Schriftsteller geworden.

»Wozu hast du denn diese Zettel geschrieben?«, erkundigte er sich und jagte mit der hohlen Hand nach einer großen Schmeißfliege.

»Ich hab sie nicht in der Schule geschrieben«, beteuerte ich.

»Das seh ich. Die Zettel sind ja gestempelt. Ich hab sie aber in der Schule erwischt. Wo hattest du denn die Stempel her?«

»Von meinem Vater.«

»Wie? Dein Vater gibt dir die Stempel vom Stadtmagistrat, von der Gemeindediakonie, vom Handelsgremium, von der Baugenossenschaft zum Spielen?«

»Nein. Gegeben hat er sie mir nicht. Papa ist verreist. Die Stempel liegen auf seinem Pult.«

»Aha. Und was denkst du, dass dein Vater tut, wenn er von der Reise zurückkommt und erfährt, dass du seine Amtsstempel benützt hast?«

Ich zog vor, es mir nicht auszudenken.

»Das ist nämlich Urkundenfälschung, Bürschchen, Amtsanmaßung. Was hast du denn damit bezweckt?«

»Dass, dass –, es tut doch jeder viel lieber mit beim Soldatenspiel, wenn er gestempelt ist!«

Der Lehrer stand auf und wandte sich ab. Ich vermute heute, dass er ein Lächeln verbergen wollte. Mir freilich war gar nicht lächerlich zumute.

»Wir wollen deine Urkunden einmal durchnehmen«, sagte der Lehrer und setzte sich wieder. »Da steht: Du bist Maschor. Stempel: Handelsgremium von Oberfranken. Also erstens: Man schreibt nicht Maschor, wenn die Leute hier auch so sagen, man schreibt Major. Das ist ein Fremdwort, das will ich dir nicht als Fehler anrechnen. Aber bess're es aus.«

Er gab mir Feder und rote Tinte und ließ mich ein j malen.

»Und zweitens: Weißt du denn überhaupt, was das

ist, ein Handelsgremium? Nein? Dann schneiden wir den Stempel lieber weg. Da hast du eine Schere.«

So saßen wir und bearbeiteten die Offizierspatente, gerade als spielten wir selber Soldaten miteinander, der Herr Lehrer und ich, korrigierten gemeinsam die Rechtschreibfehler und ließen die verfänglichen Stempelabdrucke unter den Tisch fallen. Den Zettel Sergeant fertigten wir sogar neu an, denn da hätten wir gleich drei Rechtschreibfehler korrigieren müssen, und das hätte selbst für einen Sergeanten zu schlecht ausgesehen. So wurde sein Zettel nun der allerschönste, ganz in Rot. Ja, der Herr Lehrer malte sogar eigenhändig noch sein »Vidi« darunter.

»Und jetzt lauf«, sagte er.

Ich folgte ihm aufs Wort und rannte davon.

»Halt, halt, vergiss deine Zettel nicht!«, rief er mir nach.

So kehrte ich noch einmal zurück und bin nun auch nach so vielen, vielen Jahren noch einmal zu meinem ersten Lehrer zurückgekehrt, um ihm dankend die Hand zu geben, die ich ihm damals schuldig geblieben war. Möge sie zugleich allen denen gegeben sein, die wie er ihr zartes Herz in einem rauen Kittel verbergen.

ELKE HEIDENREICH

Liebesgeschichte

Mein Erster war ein richtiger Herr. Er war schon etwas älter und hatte einiges hinter sich, auch eine andere lange Beziehung. Er wusste immer, was sich gehört. Gut – er war schon etwas fülliger, als er in mein Leben trat, seine Vorige muss sehr gut gekocht haben. Ich war ihm sofort verfallen, denn er strahlte so eine gewisse gelassene Würde aus, er beruhigte mich, machte mich sicher. Er ging morgens aus dem Haus, und ich kam nie so ganz dahinter, was er eigentlich tagsüber machte, aber er kam pünktlich zu den Mahlzeiten zurück, er war zärtlich zu mir, ich hatte keinen Grund, mich zu beklagen. Ich war noch sehr unerfahren, damals. Einmal, als ich vor der Haustür stand und auf ihn wartete, sagte eine Nachbarin zu mir: »Sie suchen ihn? Ich glaube, ich habe ihn bei Frau Jungblut gesehen.«

Ich lege noch heute meine Hand dafür ins Feuer, dass er nie bei Frau Jungblut war. Im Gegenteil, der von Frau Jungblut war mal bei mir – aber das wäre eine andere Geschichte. Meiner, nein, der wäre für solche Abenteuer gar nicht geschaffen gewesen. Er war ein wenig bieder, das war das Schwäbische an ihm. Ja, er war Schwabe, häuslich, sparsam, bürgerlich. Wenn daheim nicht alles so war, wie er es gewohnt war, wenn zum Beispiel ein Sessel einmal woanders stand, ein Kissen nicht am gewohnten Ort lag, dann waren das Dinge, die ihn verwirrten, verärgerten, und er zog sich zurück und war beleidigt. Diesen Zug mochte ich nicht an ihm. Wir hatten anfangs übrigens auch getrennte Schlafzimmer, aber später nicht mehr, und wir waren alles in allem sehr glücklich zusammen. Aber nicht lange, leider. Um ihn habe ich sehr geweint. Wenn man den Ersten verliert, das ist besonders schlimm.

Mein Zweiter war bedeutend jünger. Eine Art Matrose, er trug gestreift und hatte diesen wiegenden Gang, wie jemand, der nach langer Seereise endlich wieder an Land kommt. Er war sehr wendig, und, das gebe ich jetzt nach all den Jahren durchaus zu, auch ein bisschen windig – ein Luftikus, ein Was-kostet-die-Welt-Typ, immer gut gelaunt, »ob blond, ob braun, ich liebe alle Frau'n«, so einer. Er beflirtete das ganze Viertel, alle Damen sprachen von ihm und sagten: »Mit dem haben Sie aber Glück gehabt« oder »Um den beneide ich Sie direkt, ehrlich gesagt«. Aber er, er kam immer wieder zu mir zurück, er gab mir das Gefühl, die Schönste von allen zu sein, und wenn er mich ansah mit seinen funkelnden Augen, dann war ich glücklich. Leider nicht lange – er starb so früh!

Und dann kam mein Dritter. Den vergesse ich nie, was für ein Kerl! Riesig, stark, rothaarig, der hatte Vergangenheit, das sah man ihm an, aber solche haben meist keine Zukunft. Er war zu wild, auch zu wild für mich und mein bürgerliches Leben. Der wollte mehr, der wollte alles. Er hielt sich an gar keine Regeln, an keine Essensgewohnheiten, keine Uhrzeiten, er kam und ging, wie es ihm passte. Oft war er nachts nicht zu Hause, und wenn ich klagend nachfragte, gab er keine Antwort. Er war ein Abenteurer, der sich nicht an gute Sitten und irgendwelche Abmachungen hielt, ein Pirat, ein Routinier der Liebe, und ich wusste: Der würde mir nicht lange bleiben. Aber er blieb doch fast zwei Jahre. Er war egoistisch, selbstbewusst, er verdrängte mich auf Randplätze, die Wohnung gehörte ihm. Er wusste, wie schön er war, und er war so leidenschaftlich! Wenn ihm etwas nicht passte, konnte er auch schon mal zuschlagen, das hatte vor ihm noch keiner getan. Meine Freundin zeigte entsetzt auf meine Wunden und fragte: »Was ist das denn?« – »Das war er«, strahlte ich, und da war schon alles längst verziehen. Ich bekam ja nicht nur Hiebe von ihm, sondern auch Liebe, und er genoss sein Leben so – die Mahlzeiten, den Sessel an der Heizung, die wilde Gegend hinter dem Haus.

Er wurde überfahren, wie die beiden anderen auch.

Jetzt lasse ich keine Kerle mehr ins Haus. Ich lebe mit zwei Mädchen. Sie sind etwas dumm, ein bisschen zickig, die eine ist ziemlich dick, aber sie sind häuslich und bleiben bei mir und streben nicht in die wilde, böse Welt hinaus, in der sie dann unter die Räder kommen. Es sind eben keine Kater, sondern Katzen, die sich darüber wundern, dass es weit und breit keine Kater mehr gibt, die mal eben so vorbeischauen.

Entwicklung der Menschheit

Einst haben die Kerls auf den Bäumen gehockt,
behaart und mit böser Visage.
Dann hat man sie aus dem Urwald gelockt
und die Welt asphaltiert und aufgestockt,
bis zur 30. Etage.

Da saßen sie nun, den Flöhen entflohn,
in zentralgeheizten Räumen.
Da sitzen sie nun am Telephon.
Und es herrscht noch genau derselbe Ton
wie seinerzeit auf den Bäumen.

Sie hören weit. Sie sehen fern.
Sie sind mit dem Weltall in Fühlung.
Sie putzen die Zähne. Sie atmen modern.
Die Erde ist ein gebildeter Stern
mit sehr viel Wasserspülung.

Sie schießen die Briefschaften durch ein Rohr.
Sie jagen und züchten Mikroben.
Sie versehn die Natur mit allem Komfort.

Sie fliegen steil in den Himmel empor
und bleiben zwei Wochen oben.

Was ihre Verdauung übrig lässt,
das verarbeiten sie zu Watte.
Sie spalten Atome. Sie heilen Inzest.
Und sie stellen durch Stiluntersuchungen fest,
dass Cäsar Plattfüße hatte.

So haben sie mit dem Kopf und dem Mund
den Fortschritt der Menschheit geschaffen.
Doch davon mal abgesehen und
bei Lichte betrachtet, sind sie im Grund
noch immer die alten Affen.

FRANK WEDEKIND

Die Schutzimpfung

Wenn ich euch, ihr lieben Freunde, diese Geschichte erzähle, so tue ich es keinesfalls, um euch ein neues Beispiel von der Durchtriebenheit des Weibes oder von der Dummheit der Männer zu geben; ich erzähle sie euch vielmehr, weil sie gewisse psychologische Kuriositäten enthält, die euch und jedermann interessieren werden und aus denen der Mensch, wenn er sich ihrer bewusst ist, großen Vorteil im Leben zu ziehen vermag. Vor allem aber möchte ich von vornherein den Vorwurf zurückweisen, als wollte ich mich meiner Übeltaten aus vergangenen Zeiten rühmen, jenes Leichtsinnes, den ich heute aus tiefster Seele bereue und zu dessen Betätigung mir jetzt, da meine Haare grau und meine Knie schlottrig geworden, weder Lust noch Fähigkeit mehr geblieben sind.

»Du hast nichts zu befürchten, mein lieber, süßer Junge«, sagte Fanny eines schönen Abends zu mir, als ihr Mann eben nach Hause gekommen war, »denn die Ehemänner sind im großen Ganzen nur so lange eifersüchtig, als sie keinen Grund dazu haben. Von dem Augenblicke an, wo ihnen wirklich Grund zur Eifersucht gegeben ist, sind sie wie mit unheilbarer Blindheit geschlagen.«

»Ich traue dem Ausdruck seines Gesichtes nicht«, entgegnete ich kleinlaut. »Mir scheint, er muss schon etwas gemerkt haben.«

»Diesen Ausdruck missverstehst du, mein lieber Junge«, sagte sie. »Sein Gesichtsausdruck ist nur das Ergebnis jenes von mir erfundenen Mittels, das ich bei ihm anwandte, um ihn ein für alle Mal gegen jede Eifersucht zu feien und ihn für immer davor zu bewahren, dass er je von einem ihn beunruhigenden Verdacht gegen dich befallen wird.«

»Welcher Art ist dieses Mittel?«, fragte ich erstaunt.

»Es ist eine Art von Schutzimpfung. – An demselben Tage, als ich mich entschloss, dich zu meinem Geliebten zu nehmen, sagte ich ihm auch schon ganz offen ins Gesicht, dass ich dich liebe. Seitdem wiederhole ich es ihm täglich beim Aufstehen und beim Schlafengehen. Du hast allen Grund, sage ich, eifersüchtig auf den lieben Jungen zu sein; ich habe ihn wirklich von Herzen gern, und weder dein noch mein Verdienst ist es, wenn ich mich nicht gegen meine Pflichten versündige, sondern es liegt nur an ihm selber, dass ich dir so unerschütterlich treu bleibe.«

In diesem Augenblick wurde mir klar, warum mich ihr Mann bei all seiner Liebenswürdigkeit manchmal, wenn er sich von mir nicht beobachtet glaubte, mit einem so eigentümlich mitleidig verächtlichen Lächeln ansah.

»Und glaubst du wirklich, dass dieses Mittel seine Wirksamkeit auf die Dauer behält?«, fragte ich befangen.

»Es ist unfehlbar«, entgegnete sie mit der Zuversichtlichkeit eines Astronomen.

Trotzdem setzte ich noch großen Zweifel in die Unverbrüchlichkeit ihrer psychologischen Berechnungen, bis mich eines Tages folgendes Erlebnis in staunenerregender Weise eines Besseren belehrte.

Ich bewohnte damals inmitten der Stadt in einer engen Gasse ein kleines möbliertes Zimmer im vierten Stock eines hohen Mietshauses und hatte die Gewohnheit, bis in den hellen Tag hinein zu schlafen. – An einem sonnigen Morgen um neun Uhr etwa geht die Türe auf, und sie tritt ein. Was nun folgt, würde ich niemals erzählen, böte es nicht den Beweis für eine der überraschendsten und trotzdem begreiflichsten Verblendungen, die im Geistesleben des Menschen möglich sind. – Sie entledigt sich auch der letzten Hülle und gesellt sich zu mir. Weiter habt ihr, liebe Freunde, nichts Verfängliches, Anzügliches von meiner Erzählung zu gewärtigen. Ich muss immer wieder betonen, dass es mir nicht darum zu tun ist, euch mit

Unschicklichkeiten zu unterhalten. – Kaum hat die Decke die Reize ihres Körpers verhüllt, als Schritte vor der Türe laut werden; es klopft und ich habe eben noch Zeit, durch rasches Emporziehen der Decke ihren Kopf zu verbergen, als ihr Mann eintritt, schweißtriefend und pustend infolge der Anstrengung, mit der er die hundertundzwanzig Stufen zu mir heraufgestiegen war, aber mit glückstrahlendem, freudig erregtem Gesicht.

»Ich wollte dich fragen, ob du mit Röbel, Schletter und mir einen Ausflug machst. Wir fahren per Bahn nach Ebenhausen und von dort mit dem Rad nach Ammerland. Eigentlich wollte ich heute zu Hause arbeiten; nun ist meine Frau aber schon früh zu Brüchmanns gegangen, um zu sehen, was deren Jüngstes macht, und da fand ich bei dem herrlichen Wetter keine rechte Sammlung mehr zu Hause. Im Café Luitpold traf ich Röbel und Schletter, und da haben wir die Partie verabredet. Um zehn Uhr siebenundfünfzig fährt unser Zug.«

Derweil hatte ich etwas Zeit gehabt, mich zu sammeln. »Du siehst«, sagte ich lächelnd, »dass ich nicht allein bin.«

»Ja, das merke ich«, entgegnete er mit dem nämlichen verständnisinnigen Lächeln. Dabei begannen seine Augen zu funkeln, und die Kinnlade wackelte auf und ab. Zögernd trat er einen Schritt vorwärts und stand nun dicht vor dem Stuhl, auf den ich meine Kleider zu legen pflegte. Zuoberst auf diesem Sessel lag ein feines batistenes Spitzenhemd ohne Ärmel mit rotgesticktem Namenszug und darüber zwei lange schwarzseidene, durchbrochene Strümpfe mit goldgelben Zwickeln. Da nichts anderes von einem weiblichen Wesen sichtbar war, hefteten sich seine Blicke mit unverkennbarer Lüsternheit auf diese Garderobestücke.

Dieser Augenblick war entscheidend. Nur ein Moment noch, und er musste sich erinnern, diese Kleidungsstücke irgendwo in diesem Leben schon einmal gesehen zu haben. Kostete es, was es kosten wollte, ich musste seine Aufmerksamkeit von dem verhängnisvollen Anblick ablenken und derart bannen, dass sie mir nicht mehr entglitt. Das war aber nur durch etwas Nochniedagewesenes zu erreichen. Dieser Gedankengang, der sich blitzartig in meinem Hirne vollzog, veranlasste mich dazu, eine Roheit von solcher Ungeheuerlichkeit zu begehen, dass ich sie mir heute nach zwanzig Jahren, wiewohl sie damals die Situation rettete, noch nicht verziehen habe.

»Ich bin nicht allein«, sagte ich. »Wenn du aber eine Ahnung von der Herrlichkeit dieses Geschöpfes hättest, würdest du mich beneiden.« Dabei presste sich mein Arm, der die Decke über ihren Kopf gelegt hatte, krampfhaft auf jene Stelle, wo ich den Mund vermutete, um auf die Gefahr hin, ihr den Atem zu nehmen, jede Lebensäußerung ihrerseits zu verhindern.

Gierig glitten seine Blicke an den von der Decke gebildeten Wellenlinien auf und nieder.

Und nun kommt das Ungeheuerliche, das Nochniedagewesene. Ich ergriff die Decke an ihrem untersten Ende und schlug sie bis an den Hals empor, so dass nur ihr Kopf noch verhüllt war. – »Hast du je in deinem Leben eine solche Pracht gesehen?«, fragte ich ihn.

Seine Augen standen weit aufgerissen, aber er geriet in sichtliche Verlegenheit.

»Ja, ja – das muss man sagen –, du hast einen guten Geschmack – nun, ich – werde jetzt gehen – verzeih mir bitte, dass – dass ich dich gestört habe.« – Dabei zog er sich zur Türe zurück, und ich ließ den Schleier, ohne mich zu beeilen, wieder sinken. Darauf sprang ich rasch auf die Füße und stellte mich neben der Türe so vor ihn hin, dass er die Strümpfe, die auf dem Sessel lagen, unmöglich mehr sehen konnte.

»Ich komme jedenfalls mit dem Mittagszug nach Ebenhausen«, sagte ich, während er die Klinke schon in der Hand hielt. »Vielleicht erwartet ihr mich dort im Gasthof zur Post. Dann fahren wir zusammen nach Ammerland. Das wird eine prächtige Tour. Ich danke dir bestens für deine Einladung.«

Er machte noch einige wohlgemeinte, jovial-scherzhafte Bemerkungen und verließ darauf das Zimmer. Ich blieb wie angewurzelt stehen, bis ich seine Schritte unten im Hausgang verhallen hörte.

Ich will es mir ersparen, den entsetzlichen Zustand von Wut und Verzweiflung zu schildern, in dem sich die bedauernswürdige Frau nach dieser Szene befand. Sie war seelisch wie aus den Fugen gegangen und gab mir Beweise von Hass und Verachtung, wie ich sie nie in meinem Leben empfangen habe. Während sie sich hastig ankleidete, bedrohte sie mich damit, mir ins Gesicht zu spucken. Ich verzichtete natürlich auf jeden Versuch, mich zu verteidigen.

»Wohin denkst du denn jetzt zu gehen?«

»Ich weiß nicht – ins Wasser – nach Hause – oder auch zu Brüchmanns – um zu sehen, wie es deren Jüngstem geht. – Ich weiß es nicht.«

Am Mittag gegen zwei Uhr saßen wir zusammen unter den schattigen Kastanienbäumen neben dem Gasthof zur Post in Ebenhausen, Röbel, Schletter, mein Freund und ich, und erlabten uns an gebratenen Hühnern und hell-schimmerndem saftigen Kopfsalat. Mein Freund, dessen Seelenzustand ich argwöhnisch beobachtete, beruhigte mich durch die ganz außergewöhnlich fröhliche Laune, in der er sich befand. Er warf mir scherzhaft treffende Blicke zu und rieb sich siegreich schmunzelnd die Hände, ohne indessen zu verraten, was sein Inneres so froh bewegte. Die Tour verlief ohne weitere Störung, und gegen zehn Uhr abends waren wir wieder in der Stadt. Am Bahnhof angekommen, verabredeten wir uns in ein Bierlokal.

»Erlaubt mir nur«, sagte mein Freund, »dass ich eben nach Hause gehe und meine Frau hole. Sie hat den ganzen schönen Tag bei dem kranken Kinde gesessen und würde es uns übelnehmen, wenn wir sie nun den Abend zu Hause allein verbringen lassen.«

Bald darauf kam er mit ihr in den verabredeten Garten. Das Gespräch drehte sich natürlich um die überstandene Tour, deren Ereignislosigkeit von allen Teilnehmern nach Kräften zu erzählungswürdigen Abenteuern aufgebauscht wurde. Die junge Frau war etwas wortkarg, etwas betreten und würdigte mich keines Blickes. Er hingegen trug noch mehr als während des Nachmittags in seinem jovialen Gesicht jenes für mich so rätselhafte Siegesbewusstsein zur Schau. Seine überlegenen, triumphierenden Blicke galten jetzt aber mehr seiner versonnen dasitzenden Gattin als mir. Es war nicht anders, als hätte er irgendeine innere, ihn tief beseligende Genugtuung erfahren.

Erst einen Monat später, als ich mit der jungen Frau

zum ersten Mal wieder allein war, klärte sich mir dieses Rätsel auf. Nachdem ich noch einmal die heftigsten Vorwürfe über mich hatte ergehen lassen müssen, war eine oberflächliche Versöhnung erfolgt, nach deren mühevollem Zustandekommen sie mir anvertraute, wie ihr Mann, als sie am Abend jenes Tages zu Hause mit ihm allein war, ihr mit verschränkten Armen folgenden Vortrag gehalten hatte:

»Deinen lieben, süßen Jungen, mein Kind, den habe ich jetzt aber gründlich kennengelernt. Jeden Tag gestehst du mir, dass du ihn liebst, und ahnst dabei gar nicht, wie der sich über dich lustig macht. Heute morgen traf ich ihn in seiner Wohnung an; natürlich war er nicht allein. Freilich ist mir jetzt auch völlig klar geworden, warum er sich nichts aus dir macht und deine Empfindungen verächtlich zurückweist. Denn seine Geliebte ist ein Weib von so berückender, so überwältigender Körperschönheit, dass du mit deinen wenigen verblühten Reizen allerdings nicht mit ihr wetteifern kannst.«

Das, meine lieben Freunde, war die Wirkung der Schutzimpfung. Ich habe sie euch nur geschildert, damit ihr euch vor diesem Zaubermittel bewahren könnt.

ANNA GAVALDA

Kleine Praktiken aus Saint-Germain

Saint-Germain!? Ich weiß, was Sie sagen werden: »Mein Gott, wie banal, meine Liebe, Sagan hat das lange vor dir gemacht und soooo viel besser!«

Ich weiß.

Aber was soll ich machen – ich bin nicht sicher, ob mir das Ganze auf dem Boulevard de Clichy passiert wäre, so einfach ist das. C'est la vie.

Doch behalten Sie Ihre Bemerkungen für sich, und hören Sie mir lieber zu, mein Gefühl sagt mir nämlich, dass die Geschichte Sie zum Schmunzeln bringen wird.

Sie lieben doch Herz-Schmerz-Geschichten. Wenn man Ihnen ans Herz rührt mit vielversprechenden Festen und Männern, die den Eindruck machen, sie seien Junggesellen und ein bisschen unglücklich.

Ich weiß, dass Sie das lieben. Das ist normal, aber Sie können nun einmal keine Groschenromane lesen, wenn Sie bei »Lipp« oder im »Deux Magots« sitzen. Natürlich nicht, das geht nicht.

Also, heute Morgen bin ich auf dem Boulevard Saint-Germain einem Mann begegnet.

Ich ging den Boulevard hinauf und er hinunter. Wir befanden uns auf der geraden Seite, der eleganteren.

Ich habe ihn von weitem kommen sehen. Ich weiß nicht, warum, vielleicht sein etwas lässiger Gang, der Mantel, der ihn elegant umwehte –. Kurz und gut, ich war zwanzig Meter von ihm entfernt und wusste, dass ich ihn mir angeln würde. Und es hat geklappt, als er auf gleicher Höhe mit mir ist, merke ich, wie er mich ansieht. Ich werfe ihm ein schelmisches Lächeln zu, à la Cupido-Pfeil, nur ein bisschen zurückhaltender.

Er lächelt zurück.

Während ich meinen Weg fortsetze, lächele ich vor mich hin und denke an das Gedicht, das Baudelaire ›Einer Vorübergehenden‹ gewidmet hat (schon bei Sagan vorhin werden Sie gemerkt haben, dass ich aus einem literarischen Fundus schöpfen kann, wie es so schön heißt!!!). Ich laufe weniger schnell, denn ich versuche mich zu erinnern … *Groß schmal in tiefer trauer* … danach weiß ich nicht weiter – dann … *Erschien ein weib, ihr finger gravitätisch Erhob und wiegte kleidbesatz und saum* … und am Schluss … *Dich hätte ich geliebt, dich die's erkannt.*

Das macht mich jedes Mal völlig fertig.

Und die ganze Zeit über, göttliche Arglosigkeit, spüre ich noch immer den Blick meines heiligen Sebastian (He, Anspielung an den Pfeil! Dass Sie mir ja mitkommen!?) im Rücken. Das wärmt mir auf angenehmste Weise die Schulterblätter, doch lieber sterben, als mich umdrehen, dann wäre das Gedicht dahin.

Ich bin an der Bordsteinkante stehengeblieben und habe den Verkehrsstrom beobachtet, um auf Höhe der Rue des Saints-Pères die Straße zu überqueren.

Hinweis: Eine Pariserin, die etwas auf sich hält, überquert den Boulevard Saint-Germain niemals zwischen den weißen Linien an der Ampel. Eine Pariserin, die etwas auf sich hält, beobachtet den Verkehr und wirft sich zwischen die Autos, wohl wissend, dass sie ihr Leben riskiert.

Sterben für die Schaufensterauslagen von Paule Ka. Herrlich.

Ich will mich gerade in den Strom werfen, da hält mich eine Stimme zurück. Ich werde Ihnen zuliebe jetzt nicht von einer »warmen, männlichen Stimme« sprechen, denn das war nicht der Fall. Eine Stimme, sonst nichts.

»Pardon.«

Ich drehe mich um. Und wer steht vor mir? – Meine kleine Beute von eben.

Ich kann es Ihnen im Grunde auch gleich sagen, von diesem Moment an ist es für Baudelaire gelaufen.

»Ich habe mich gerade gefragt, ob Sie heute Abend mit mir essen gehen würden?«

Bei mir denke ich »Wie romantisch«, aber ich antworte: »Das geht ja wohl ein bisschen schnell, oder?«

Wie aus der Pistole geschossen kommt die Antwort, und ich schwöre Ihnen, dass ich die Wahrheit sage: »Da gebe ich Ihnen recht, es geht ein bisschen schnell. Aber als ich gesehen habe, wie Sie verschwinden, habe ich gedacht: Das darf doch nicht wahr sein, da begegne ich auf der Straße einer Frau, ich lächele ihr zu, sie lächelt mir zu, wir streifen uns im Vorbeigehen und werden uns aus den Augen verlieren ... Das darf einfach nicht wahr sein, nein wirklich, das wäre vollkommen absurd.«

» . . .«

»Was meinen Sie? Finden Sie das völlig bescheuert?«

»Nein, nein, keineswegs.«

Ich fing an, mich plötzlich weniger wohl zu fühlen.

»Nun? Was sagen Sie? Hier an dieser Stelle, heute Abend um neun, genau hier?«

Reiß dich am Riemen, Mädchen, wenn du mit allen Männern zu Abend isst, denen du zulächelst, dann gute Nacht!

»Nennen Sie mir einen einzigen Grund, weshalb ich Ihre Einladung annehmen sollte.«

»Einen einzigen Grund – mein Gott ist das schwierig.«

Ich sehe ihn an, belustigt.

Dann ergreift er ohne Vorwarnung meine Hand: »Ich glaube, ich habe einen einigermaßen akzeptablen Grund gefunden.«

Er führt meine Hand über seine unrasierte Wange.

»Einen einzigen Grund. Hier ist er: Sagen Sie ja, damit ich eine Veranlassung habe, mich zu rasieren. Wirklich, ich glaube, ich sehe sehr viel besser aus, wenn ich rasiert bin.«

Und er gibt mir meinen Arm zurück.

»Ja«, sage ich.

»Das ist fein! Lassen Sie uns die Straße gemeinsam überqueren, bitte, ich möchte Sie jetzt nicht mehr verlieren.«

Dieses Mal sehe ich *ihm* hinterher, wie er in die entgegengesetzte Richtung verschwindet, er wird sich die Hände reiben, als hätte er gerade einen guten Deal gemacht.

Ich bin sicher, dass er total zufrieden mit sich ist. Er hat allen Grund dazu.

Später Nachmittag, ein bisschen nervös, muss ich zugeben.

Bin über meine eigenen Beine gestolpert und weiß jetzt nicht, was ich anziehen soll. Schutzkleidung wäre naheliegend.

Ein bisschen nervös wie eine Anfängerin, die weiß, dass ihre Fönfrisur danebengegangen ist.

Ein bisschen nervös, wie auf der Schwelle zu einer Liebesgeschichte.

Ich arbeite, ich gehe ans Telefon, ich verschicke Faxe, ich mache das Layout für den Illustrator fertig (halt, na klar – ein hübsches und lebhaftes Mädchen, das in der Gegend von Saint-Germain Faxe verschickt, arbeitet in einem Verlag, na klar).

Meine Fingerspitzen sind eiskalt, und ich muss mir alles wiederholen lassen, was die Leute mir sagen.

Durchatmen, Mädchen, tief durchatmen …

In der abendlichen Dämmerung ist der Boulevard zur Ruhe gekommen, und die Autos fahren mit Standlicht.

Die Cafétische werden hereingeholt, die Leute warten auf dem Kirchplatz auf ihre Verabredung, andere stehen am Beauregard Schlange, um den letzten Woody Allen zu sehen.

Ich kann unmöglich als Erste kommen (das schickt sich nicht). Nein. Ich werde lieber ein wenig zu spät kommen. Ihn ein bisschen auf mich warten lassen, das ist besser.

Zur Stärkung werde ich mir einen kleinen Drink genehmigen, damit meine Finger wieder richtig durchblutet werden.

Nicht im »Deux Magots«, dort ist das Publikum am Abend eher ein bisschen provinziell, dort sitzen nur dicke Amerikanerinnen, die dem Geist von Simone de Beauvoir nachjagen. Ich gehe in die Rue Saint-Benoît. Das »Chiquito« ist genau der richtige Ort.

Ich stoße die Tür auf, und sofort ist er da: der Geruch nach Bier, vermischt mit dem nach kaltem Zigarettenrauch, das Dingdingding des Flippers, die thronende Wirtin mit den gefärbten Haaren und einer Nylonbluse, die den Blick auf einen BH mit dicken Bügeln freigibt, das abendliche Pferderennen von Vincennes im Hintergrund, ein paar Maurer in ihren fleckigen Arbeitshosen, die die Stunde der Einsamkeit oder die Zeit mit der Alten noch ein wenig hinauszögern wollen, und ein paar alte Stammgäste mit gelben Fingern, die allen auf den Geist gehen mit ihren Mietpreisen von 48. Das Glück.

Die Typen am Tresen drehen sich von Zeit zu Zeit um und prusten los wie Schuljungen. Meine Beine stehen im Mittelgang und sind sehr lang. Der Gang ist ziemlich schmal und mein Rock sehr kurz. Ich sehe ihre gebeugten Rücken, die vor Lachsalven erzittern.

Ich rauche eine Zigarette und blase den Rauch weit von mir. Mein Blick schweift in die Ferne. Ich weiß jetzt, dass *Beautiful Day* das Rennen gemacht hat, zehn zu eins in der Zielgeraden.

Mir fällt ein, dass ich ›Kennedy et moi‹ in der Tasche habe, und ich frage mich, ob ich nicht besser daran täte hierzubleiben.

Eine Portion Linsen mit gepökeltem Schweinefleisch und eine halbe Karaffe Rosé – wie ginge es mir gut.

Aber ich reiße mich wieder am Riemen. Schließlich stehen Sie hinter mir, sehen mir über die Schulter und hoffen auf die Liebe (auf weniger? oder mehr? oder beinahe?) mit mir, und ich werde Sie nicht mit der Wirtin des »Chiquito« im Stich lassen. Das wäre echt hart.

Ich gehe mit rosigen Wangen nach draußen, und die Kälte schlägt mir gegen die Beine.

Er ist da, an der Ecke zur Rue des Saints-Pères, er wartet auf mich, er sieht mich, er kommt auf mich zu.

»Ich hatte schon richtige Angst. Ich hatte geglaubt, Sie kämen nicht. Ich habe mein Spiegelbild in einem Schaufenster gesehen, habe meine glatten Wangen bewundert und Angst bekommen.«

»Tut mir leid. Ich habe auf das Ergebnis von Vincennes gewartet und dabei die Zeit vergessen.«

»Wer hat gewonnen?«

»Spielen Sie?«

»Nein.«

»*Beautiful Day* hat gewonnen.«

»Na klar, hätte ich mir denken können«, er lächelt und nimmt mich am Arm.

Schweigend gehen wir zur Rue Saint-Jacques. Von Zeit zu Zeit wirft er mir einen verstohlenen Blick zu, studiert mein Profil, aber ich weiß, dass er sich in dem Moment eher fragt, ob ich Strumpfhosen trage oder Strümpfe.

Geduld, mein Lieber, Geduld ...

»Ich werde Sie in ein Lokal führen, das mir gefällt.«

Ich sehe schon – so eins mit unbefangenen, aber diensteifrigen Kellnern, die ihm verschwörerisch zulächeln: »Bosswaaa, Monsieur (das ist jetzt die Neueste – na ja, die Brünette vom letzten Mal hat mir besser gefallen), der kleine Tisch ganz hinten, wie immer, Monsieur? (Kleine Verbeugungen – Mensch, wo liest er bloß die ganzen Puppen auf?) Darf ich Ihre Mäntel nehmen??? Très biiiiiien.«

Er liest sie auf der Straße auf, du Schwachkopf.

Doch weit gefehlt.

Er ließ mich vorgehen und hielt die Tür zu einem kleinen Bistro auf, ein resignierter Kellner fragte nur, ob wir rauchen. Mehr nicht.

Er hängte unsere Sachen an die Garderobe, und an der halben Sekunde, die er zögerte, als er mein zartes Dekolleté erblickte, wusste ich, dass er die kleine Schnittwunde nicht bereute, die er sich vorhin beim Rasieren zugefügt hatte, als seine Hände ihm einen Streich spielten.

Aus dicken bauchigen Gläsern haben wir hervorragenden Wein getrunken. Haben ziemlich leckere Sachen gegessen, bestens darauf abgestimmt, das Aroma unseres Nektars nicht zu verderben.

Eine Flasche Burgunder, Côtes de Nuits, ein Gevrey-Chambertin 1986. O Jesulein zart.

Der Mann mir gegenüber trinkt mit zusammengekniffenen Augen.

Ich kenne ihn jetzt besser.

Er trägt einen Rollkragenpullover aus grauem

Kaschmir. Einen alten Rollkragenpullover. Mit Flicken am Ellbogen und einem kleinen Riss am rechten Handgelenk. Ein Geschenk zum zwanzigsten Geburtstag vielleicht. Seine Mutter, die wegen seiner enttäuschten Miene ein wenig gekränkt ist, sagt zu ihm: »Wirst schon sehen, du wirst es nicht bereuen«, und sie küsst ihn zum Abschied und streicht ihm mit der Hand über den Rücken.

Eine sehr unauffällige Weste, die nach einer stinknormalen Tweedweste aussieht, die aber, was meinen Luchsaugen nicht entgeht, maßgeschneidert ist. Von Old England, die Etiketten sind größer, wenn die Ware direkt aus den Pariser Nähstuben stammt, und ich habe das Etikett gesehen, als er sich gebückt hat, um seine Serviette aufzuheben.

Seine Serviette, die er absichtlich hatte fallen lassen, um sich Gewissheit wegen der Strümpfe zu verschaffen, denke ich mir.

Er erzählt mir von allen möglichen Dingen, doch niemals von sich. Er hat stets etwas Mühe, den Faden der Geschichte wiederzufinden, wenn ich die Hand auf meinen Hals lege. Er sagt: »Und Sie?« Und auch ich erzähle ihm nichts über mich.

Während wir auf das Dessert warten, berührt mein Fuß seinen Knöchel. Er legt seine Hand auf meine und zieht sie schnell zurück, als die Sorbets kommen.

Er sagt etwas, aber seine Worte dringen nicht zu mir vor.

Wir sind sehr bewegt.

Wie schrecklich. Gerade hat sein Handy geklingelt.

Wie auf Kommando richten sich alle Blicke auf ihn, und er stellt es hastig aus. Eben hat er sicher eine Menge gute Weine verdorben. Schlucke sind in wütenden Kehlen steckengeblieben. Leute haben sich verschluckt, Finger haben sich um die Griffe der Messer gelegt oder die Falten der gestärkten Servietten umklammert.

Diese verfluchten Dinger, irgendeiner hat immer eins, egal wo, egal wann.

So ein Rüpel.

Er ist verlegen. Ihm ist plötzlich ein wenig warm in dem Kaschmirpulli von seiner Mama.

Er nickt dem einen oder anderen zu, als wollte er seine Bestürzung zum Ausdruck bringen. Er sieht mich an, und seine Schultern sind leicht zusammengesackt.

»Es tut mir leid.« Er lächelt mich wieder an, weniger kampflustig jetzt, könnte man meinen.

Ich sage: »Ist nicht so schlimm. Wir sind ja nicht im Kino. Eines Tages werde ich jemanden umbringen. Einen Mann oder eine Frau, die während der Vorstellung im Kino ans Telefon gegangen sind. Und wenn Sie über diesen Fall in der Zeitung lesen, werden Sie wissen, dass ich es war ...«

»Ganz bestimmt.«

»Lesen Sie die Rubrik Verschiedenes?«

»Nein. Aber ich werde damit anfangen, denn nur so habe ich die Chance, Sie dort zu finden.«

Die Sorbets waren, wie soll ich sagen, köstlich.

Zum Kaffee hat sich mein charmanter Prinz neben mich gesetzt, gestärkt.

So dicht, dass er jetzt Gewissheit hat. Ich trage Strümpfe. Er hat die kleinen Häkchen an meinen Oberschenkeln gespürt.

Ich weiß, dass er in diesem Augenblick nicht mehr weiß, wo er wohnt.

Er hebt meine Haare hoch und küsst meinen Nacken, in der kleinen Mulde.

Er flüstert mir ins Ohr, er liebe den Boulevard Saint-Germain, er liebe Burgunder und Sorbets an Cassis.

Ich küsse seine kleine Schnittwunde. Auf diesen Moment habe ich von Anfang an hingearbeitet.

Der Kaffee, die Rechnung, das Trinkgeld, unsere Mäntel, das alles sind nur noch Details, Details, Details. Details, in denen wir uns verfangen.

In unserem Brustkorb pocht es wie wild.

Er hält mir meinen schwarzen Mantel hin und da …

Ich bewundere das Werk des Künstlers, Hut ab, sehr unauffällig, fast unmerklich, bestens berechnet und überaus geschickt macht er das: Während er ihn auf meine nackten, gefälligen und seidenweichen Schultern legt, findet er die notwendige halbe Sekunde und die perfekte Kopfneigung zur Innentasche seiner Weste, um einen Blick auf das Display seines Handys zu werfen.

Mein Kopf ist wieder klar. Mit einem Schlag.

Verräter. Undankbarer Kerl.

Unglücklicher, was hast du getan!!!

Wo warst du mit deinen Gedanken, als meine Schultern ganz rund, ganz warm waren und deine Hand ganz nah!?

Was schien dir wichtiger als meine Brüste, die sich deinem Blick darboten?

Wovon hast du dich ablenken lassen, während ich deinen Atem in meinem Rücken erwartete?

Hättest du deinen verfluchten Apparat nicht erst befingern können, nachdem du mit mir geschlafen hast?

Ich knöpfe meinen Mantel bis oben zu.

Auf der Straße ist mir kalt, ich bin müde, und mir ist übel.

Ich bitte ihn, mich bis zum nächsten Taxistand zu begleiten.

Er ist geknickt.

Ruf S.O.S., mein Junge, du hast alles, was du brauchst.

Aber nein. Er bleibt stoisch.

Als wäre nichts passiert: Ich bringe nur eine gute Freundin zum Taxi, reibe ihr die Arme, um sie aufzuwärmen, und plaudere über die Pariser Nacht.

Er hat echt Stil, durch und durch, das muss man ihm lassen.

Bevor ich in einen schwarzen Mercedes steige, der in Val-de-Marne zugelassen ist, sagt er:

Aber wir werden uns doch wiedersehen, nicht wahr? Ich weiß nicht einmal, wo Sie wohnen. Lassen Sie mir etwas da, eine Adresse, eine Telefonnummer –

Er reißt ein Stück Papier aus seinem Terminkalender und kritzelt ein paar Zahlen darauf.

»Hier. Die erste ist meine Nummer zu Hause, die zweite mein Handy, da können Sie mich jederzeit erreichen.«

Das hatte ich begriffen.

»Vor allem, nur keine Scheu, wann immer Sie wollen, okay? Ich erwarte Ihren Anruf.«

Ich bitte den Fahrer, mich am Ende des Boulevards abzusetzen, ich brauche Bewegung.

Ich kicke nicht vorhandene Konservendosen über die Straße.

Ich hasse Handys, ich hasse Sagan, ich hasse Baudelaire und diese ganzen Scharlatane.

Ich hasse meinen Stolz.

EUGEN ROTH

Die guten Bekannten

Ein Mensch begegnet einem zweiten.
Sie wechseln Förm- und Herzlichkeiten,
Sie zeigen Wiedersehensglück
Und gehn zusammen gar ein Stück.
Und während sie die Stadt durchwandern,
Sucht einer heimlich von dem andern
Mit ungeheurer Hinterlist
Herauszubringen, wer er ist.
Dass sie sich kennen, das steht fest,
Doch äußerst dunkel bleibt der Rest.
Das Wo und Wann, das Wie und Wer,
Das wissen alle zwei nicht mehr,
Doch sind sie, als sie nun sich trennen,
Zu feig, die Wahrheit zu bekennen.
Sie freun sich, dass sie sich getroffen;
Jedoch im Herzen beide hoffen,
Indes sie ihren Abschied segnen,
Einander nie mehr zu begegnen.

Wettervorhersage: Neigung zu Regenschirmverlusten

Das ist heuer wirklich ein unmöglicher Winter. Man weiß nicht: hat er endlich begonnen, oder ist er schon vorüber? Manchmal ballen sich dunkle Wolken am Himmel zusammen, ein sibirischer Wind heult durch die Gegend – zehn Minuten später scheint die Sonne, als wäre nichts geschehen – und wird nach weiteren fünf Minuten durch einen kleinen Platzregen oder durch ein Lokalgewitter abgelöst. In solchen Zeiten empfiehlt es sich für einen verantwortungsbewussten Ehemann nicht, das Haus ohne Regenschirm zu verlassen. Er könnte Schaden nehmen. Der Ehemann. Nicht der Schirm. Zumindest schien mir das der Standpunkt der besten Ehefrau von allen, als ich mich anschickte, unseren Wagen aus »Mike's Garage« abzuholen, wo er sich in Reparatur befand.

»Nimm meinen Regenschirm, Liebling«, sagte sie. »Aber bitte, verlier ihn nicht!«

Jedes Mal, wenn ich mit einem Regenschirm das Haus verlasse, wiederholt sie diese völlig überflüssige

Mahnung. Wie ein Papagei. Wofür hält sie mich? Für ein unmündiges Kind?

»Teuerste«, sagte ich mit einem unüberhörbar sarkastischen Unterton, »wann habe ich jemals meinen Regenschirm verloren?«

»Vorgestern«, lautete die prompte Antwort. »Eben deshalb möchte ich nicht, dass du jetzt auch noch meinen verlierst.«

Dieser Triumph in ihrer Stimme! Mit welchem Genuss sie mir unter die Nase reibt, dass ich meinen Regenschirm zufällig irgendwo stehen ließ und dass ich jetzt den ihren nehmen muss! Obendrein beleidigt sie damit meine männliche Würde, weil ihr Regenschirm geradezu aufreizend feminin wirkt: klein, gebrechlich, blassblau und statt eines anständigen Griffs ein Hundekopf aus Marmor oder Elfenbein oder was weiß ich. Angewidert nahm ich das Wechselbalgerzeugnis an mich und begab mich in den strömenden Regen.

Es muss nicht erst gesagt werden, dass das Wetter, als ich dem Autobus entstieg, sich wieder in ein völlig sommerliches verwandelt hatte. Der Himmel war klar, die Bäume blühten, die Vöglein zwitscherten, die Sonne schien, und ich ging mit einem Damenregenschirm unterm Arm durch die Straßen.

Der Wagen war noch nicht fertig. Mike hatte noch

etwas im Getriebe entdeckt. Aber es würde nicht mehr lange dauern.

Den Heimweg benützte ich, um auf der Bank etwas Geld zu beheben.

Anschließend nahm ich kurzen Aufenthalt im Café California, plauderte mit Freunden über die Krise der zeitgenössischen Theaterkritik und traf pünktlich um 13 Uhr 45 zu Hause ein.

Die Frage, mit der die beste Ehefrau von allen mich empfing, lautete: »Wo ist der Regenschirm?« Tatsächlich: Wo war er? Ich hatte ihn vollständig vergessen. Aber wo? Ruhige Überlegung tat not. Und schon kam die Erleuchtung.

»Er ist im ›California‹! Ich erinnere mich ganz deutlich, dass ich ihn zwischen meinen Knien versteckt hielt, damit ihn niemand sieht. Natürlich. Ich hole ihn sofort, Liebling. In zwei Minuten bin ich zurück.«

Durch den Regen, der inzwischen aufs Neue eingesetzt hatte, sauste ich zum Bus. Während der Fahrt hatte ich Zeit, über die Engländer nachzudenken, die ohne Regenschirm keinen Schritt machen und ihn auch dann nicht verlieren, wenn der Regen aufhört. Auf diese Weise haben sie ein Empire aufgebaut, und auf diese Weise haben sie es wieder verloren. Man müsste der Wechselbeziehung zwischen Regenschirm und Weltgeschichte einmal genauer nachgehen … Unter derlei globalen Gedanken kam ich an meinem Bestimmungsort an. Ich erwachte erst im letzten Augenblick, sprang auf, ergriff den Regenschirm und drängte mich zum Ausgang.

»He! Das ist mein Schirm!«

Der Ausruf kam von einer sehr dicken Dame, die während der ganzen Zeit neben mir gesessen war. In meiner Zerstreutheit hatte ich ihren Regenschirm genommen. Na und? So etwas kann vorkommen. Aber die sehr dicke Dame machte einen fürchterlichen Wirbel, bezeichnete mich als Taschendieb und drohte mir sogar mit der Polizei. Vergebens suchte ich ihr zu erklären, dass ich auf ihren schäbigen Schirm nicht anstünde und mehrere eigene besäße, die strategisch über die ganze Stadt verteilt wären. Die sehr dicke Dame schimpfte ungerührt weiter, bis ich mich ihren Attacken durch die Flucht entzog.

Im »California« fand ich sofort den Regenschirm der besten Ehefrau von allen, oder genauer: dessen Überbleibsel. Man hatte ihn achtlos in eine Ecke geworfen und war barbarisch über ihn hinweggetrampelt, so dass er vor lauter Schmutz kaum wiederzuerkennen war. Was würde meine Frau sagen? Wirklich, das Leben in unserem Land wird in letzter Zeit immer schwieriger …

»Siehst du«, rief ich mit forcierter Fröhlichkeit, als ich ihr gegenüberstand. »Ich habe ihn gefunden.«

»Was hast du gefunden?«

»Deinen Regenschirm!«

»Das soll mein Regenschirm sein?«

Wie sich herausstellte, war der blaue Regenschirm inzwischen von der Bank zurückgeschickt worden. Jetzt fiel mir auch ein, dass ich ihn dort vergessen hatte. Natürlich, auf der Bank. Aber wem gehörte dann dieses schwarze, schmierige Zeug?

Das Telephon läutete.

»Hier ist der Oberkellner vom ›California‹«, sagte der Oberkellner vom »California«. »Sie haben meinen Regenschirm mitgenommen. Das ist nicht schön von Ihnen. Ich mache um drei Uhr Nachmittag Schluss, und draußen regnet es.«

»Entschuldigen Sie. Ich bringe ihn sofort zurück.«

Die beste Ehefrau von allen legte abermals Symptome von Nervosität an den Tag.

»Nimm meinen Regenschirm«, sagte sie. »Aber bitte, verlier ihn nicht wieder.«

»Wozu brauche ich deinen Regenschirm? Ich hab ja den vom Kellner!«

»Und für den Rückweg, du Dummkopf?«

Haben Sie, verehrter Leser, jemals in einer heißen, sonnenüberglänzten Mittelmeerlandschaft zwei

Regenschirme unterm Arm getragen, von denen der eine wie ein schadhafter schwarzer Fallschirm aussah und der andere in einen marmornen Hundekopf auslief? Die Wartenden an der Bushaltestelle konnten sich an mir nicht sattsehen. Es war so peinlich, dass ich einen Schwindelanfall erlitt. Ich suchte eine nahe gelegene Apotheke auf, wo ich zwei Beruhigungstabletten einnahm und so lange warten wollte, bis es wieder zu regnen begänne. Mein Vorsatz scheiterte an dem mörderischen Hunger, der mich plötzlich überkam und mich in ein Buffet an der nächsten Ecke trieb. Dort konnte ich in aller Eile ein paar Brötchen ergattern, die ich dann im Bus verschlang.

Vor dem Café California wartete der Kellner und sah mich fragend an: »Wo ist mein Regenschirm?«

Tatsächlich. *Er* fragte *mich,* wo sein Regenschirm ist. Wie soll ich das wissen? Was kümmert mich sein Regenschirm? Ich möchte wissen, wo der Regenschirm meiner Frau ist. Ich möchte wissen, warum alle Regenschirme der Welt sich in meiner Hand Rendezvous geben und dann spurlos verschwinden.

»Nur ein wenig Geduld«, beruhigte ich den Kellner. »Sie werden Ihren Regenschirm sofort haben.«

Ungeachtet des niederprasselnden Wolkenbruchs rannte ich zur Haltestelle zurück. Schön, den Regenschirm der besten Ehefrau von allen habe ich also verloren, das bleibt in der Familie. Aber wie kommt der arme Kellner dazu?

Atemlos riss ich die Tür zur Apotheke auf: »Ich ... hier ... vor ein paar Minuten ...«

»Weiß schon«, unterbrach mich der Apotheker. »Ist er das?«

Ich nahm den Schirm an mich und rannte weiter. Natürlich hätte ich nicht schwören können, dass es der Schirm meiner Frau war. Er sah ihm ähnlich, gewiss, aber er flößte mir trotzdem Zweifel ein. Schon deshalb, weil er grün war und als Griff keinen Elfenbeinmops hatte, sondern einen flachen Schnabel mit den eingravierten Worten: »Meiner Schwester Dr. Lea Pickler.« Es schien doch nicht ganz der Schirm meiner Frau zu sein. Aber irgendetwas musste ich dem Kellner schließlich zurückbringen. Der Kampf ums Dasein ist hart. Nur die Tüchtigsten überleben. Heute du, morgen ich, es hilft nichts. Wenn du dich nicht wehrst, stehst du plötzlich ohne Regenschirm da. Angeblich werden im Depot der städtischen Autobuslinien täglich frische Regenschirme verteilt. Jetzt geh hin und sag ihnen: »Ich habe meinen Regenschirm in einem Bus der Linie 94 stehen lassen!« 94 ist eine sehr stark befahrene Linie. »Ist das Ihr Schirm?«, fragt ein Beamter der Fundabteilung. »Dieser Fetzen?«, fragst du zurück. »Zeigen Sie mir etwas Besseres!« Und wenn du Glück hast –

»Hallo, Sie!«

Der Buffetinhaber winkte mich in seinen Laden. Und da in einer Ecke gelehnt, wie Bruder und Schwester, standen die beiden streunenden Schirme, der des Verbrechers vom Café California und der meiner Witwe.

Den Blick fest zu Boden gerichtet, reihte ich mich an der Bushaltestelle in die Schlange der Wartenden ein. Von meinem Arm baumelten drei Regenschirme, ein schwarzer, ein blauer und ein grüner. Wenn es wenigstens geregnet hätte! Aber woher denn, es herrschte schon wieder strahlendes Sommerwetter mit leicht auffrischendem Südwestwind. Ich rollte die drei Schirme in ein Bündel zusammen, als wäre ich ein Schirmvertreter, der mit seinen neuesten Mustern unterwegs ist. Aber das Volk der Juden hat in seiner langen Geschichte gelernt, sich nicht so leicht täuschen zu lassen. Misstrauische Blicke trafen mich, und ein paar Halbwüchsige deuteten mit Fingern nach mir, wobei sie unverschämt kicherten. Eine feine Jugend, die uns da heranwächst!

Im Bus verdrückte ich mich ganz nach hinten, in der Hoffnung, dass man von meinen Schirmdrillingen keine Notiz nehmen würde. Die Umsitzenden enthielten sich auch wirklich aller Kommentare. Offenbar hatten sie sich bereits an mich gewöhnt.

Nach einigen Stationen wagte ich aufzublicken. Und da – da – mir gegenüber – direkt mir gegenüber – um Himmels willen!

Die sehr dicke Dame. Dieselbe sehr dicke Dame, mit der ich schon einmal zusammengestoßen war. Sie fixierte mich. Sie fixierte meine drei Regenschirme. Und sie sagte: »Guten Tag gehabt heute, eh?!« – Dann wandte sie sich an die Umsitzenden und erklärte ihnen den Sachverhalt: »Der Kerl schnappt Regenschirme, wo er sie sieht, und macht sich aus dem Staub. Ein gesunder junger Mensch, gut gekleidet, und stiehlt Regenschirme, statt einen anständigen Beruf auszuüben. Eine Schande. Vor zwanzig Jahren hat es in unserem Land keine solchen Typen gegeben.«

Es folgte allgemeine Zustimmung mit anschließendem Tatendrang. »Polizei«, sagte jemand. »Man muss ihn der Polizei übergeben.«

Die Haltung der Menge wurde immer drohender. Mir blieb keine Rettung, als zum Ausgang zu flüchten und in höchster Eile den Bus zu verlassen. Mit einer gewaltigen Kraftanstrengung machte ich mir den Weg frei und warf mich hinaus in den Regen. Schützend hob ich die Hände über meinen Kopf …

Die Hände? Beide Hände?

In einem Wagen der Autobuslinie 5 sind drei Regenschirme auf dem Weg in die Ewigkeit.

Ich stehe mit geschlossenen Augen im Regen, ein völlig durchnässter Familienvater, ein später Nachfahre König Lears am Ende seines Lebens. Ich stehe und rühre mich nicht. Das Wasser rinnt in meinen Kragen, durch meine Unterwäsche, in meine Schuhe. Ich stehe und werde hier stehenbleiben, bis die Sintflut kommt oder der Frühling.

ERICH KÄSTNER

Besagter Lenz ist da

Es ist schon so. Der Frühling kommt in Gang.
Die Bäume räkeln sich. Die Fenster staunen.
Die Luft ist weich, als wäre sie aus Daunen.
Und alles andre ist nicht von Belang.

Nun brauchen alle Hunde eine Braut.
Und Pony Hütchen sagte mir, sie fände:
Die Sonne habe kleine warme Hände
und krabble ihr mit diesen auf der Haut.

Die Hausmannsleute stehen stolz vorm Haus.
Man sitzt schon wieder auf Caféterrassen
und friert nicht mehr und kann sich sehen lassen.
Wer kleine Kinder hat, der führt sie aus.

Sehr viele Fräuleins haben schwache Knie.
Und in den Adern rinnt's wie süße Sahne.
Am Himmel tanzen blanke Aeroplane.
Man ist vergnügt dabei. Und weiß nicht wie.

Man sollte wieder mal spazieren gehn.
Das Blau und Rot und Grün war ganz verblichen.
Der Lenz ist da! Die Welt wird frisch gestrichen!
Die Menschen lächeln, bis sie sich verstehn.

Die Seelen laufen Stelzen durch die Stadt.
Auf dem Balkon stehn Männer ohne Westen
und säen Kresse in die Blumenkästen.
Wohl dem, der solche Blumenkästen hat!

Die Gärten sind nur noch zum Scheine kahl.
Die Sonne heizt und nimmt am Winter Rache.
Es ist zwar jedes Jahr dieselbe Sache.
Doch es ist immer wie zum ersten Mal.

ISABELLA NADOLNY

Erste Begegnungen mit der Natur

So viele Blumen wie in Brannenburg habe ich nie vorher und nie nachher gesehen. Meine ersten Pflanzenerlebnisse waren dort, wie ja fast alles erste Begegnen mit der Natur, auch mit Büchern und Gewittern, mit bösen Hunden und einer Gans!

Genau genommen war es ein Gänserich. Er wohnte mit seiner Familie im Hof des Gasthauses »Zur Hecke«, wo Hildchen und ich jeden Tag vorbeimussten. Er zischte uns von weitem mit dumm drohendem Gesichtsausdruck an, und eines Tages kam er rasch hinter uns her und erwischte Hildchen am Rocksaum, die wie am Spieß schrie! Ich schrie kräftig mit, und der alte Schusterpapa, bei dem ich immer wieder das Plakat Con-ti-nen-tal buchstabierte, kam herausgestürzt und schlug mit seiner Mütze nach dem Gänserich, bis er losließ. Hilde und ich fassten uns danach an der Hand und liefen heim, die Bücher klapperten dumpf in unseren Ränzeln.

Weiter unten auf dem Schulweg waren ein Bohlenzaun und Schafe. Ich lockte eines und streckte ihm die Hand hin – ich dachte bei mir, das Schaf wird wohl sehen, dass ich kein Gras habe, und nur so dran schnuppern. Das Schaf nahm meinen Daumen in den Mund, schaute mich mit unendlich blöd-gütigem Ausdruck an und biss zu. Ich schrie: Du dummes Schaf, und lief weinend und blutend, mit klapperndem Ränzel den Weg hinauf nach Hause, wo es außerdem noch Schelte von Mama und Tante Ella gab! Von dem Tage an strafte ich die Schafe mit Verachtung.

Aber das größte Ereignis waren doch jedes Frühjahr die Blumen. Wohl auch, weil Tante Ella so viel Freude an ihnen hatte und ich ihr, die ich so abgöttisch liebte, gerne nacheiferte. Auf dem Rondell vor dem Haus standen Schneeglöckchen und Primeln in ganz willkürlicher Anordnung – so, wie die Brüder oder Eltern sie auf Spaziergängen gefunden und ausgegraben hatten, wurden sie wieder eingepflanzt. Hier legte der Osterhase am liebsten!

Am Haus blühten Kresse, Rittersporn und Kaisernelken. Die Sonne brütete an der weißen Mauer, und der Dackel Wully grub dort manchmal eifrig seine Knochen ein, worauf wir zu Tante Ella stürzten, die ihn scharf verwies: »Wirst du wohl …« Mit eingezogenem Schwanz verzog er sich.

Den Kiesweg hinunter zum Ende des Gartens blühte die Akelei. Zierlich und prinzessinnenhaft, nicht so voll erdigen Lebens wie die Bauernblumen, standen sie, mit gewissem Abstand voneinander, und mussten doch öfters gejätet werden.

Ich liebte Gartenarbeit gar nicht, war viel zu faul. Nur Löwenzahnknospen aus dem Rasen stechen, ja, das brachte was ein, Tante Ella gab mir für 100 Stück 5 Pfennig. Oh, fünf Pfennig! Die Münzen hatten gekreuzte Ähren auf der Rückseite, und der Krämer Heider mit dem Bart und den salbungsvollen Reden gab mir dafür zwei ungeheuer große Bogen buntes Seidenpapier – mindestens zehn Minuten lang durfte ich aussuchen. Welch ein Genuss. Einmal würde ich groß sein und mir den ganzen Stoß Seidenpapier kaufen, alle, alle Farben, und dann sollte ein Theaterspielen anfangen! Dann würde auch niemand mehr zanken, wenn ich ein kleines Bäumchen mit Erdklumpen an den Wurzeln ins Wohnzimmer auf den Teppich stellte, gegen das Klavier gelehnt, und behauptete, dies sei der Wald, in dem der glückliche Schustersjunge der Fee zum ersten Mal begegnete.

Doch nein. Es hieß: Kind, bei diesem herrlichen Wetter hockst du bei deinem Theaterspielen, geh mal sofort, zieh dir Stiefel an und hol mir Blumen aus dem Wäldchen.

Beim Stiefelanziehen noch mürrisch, weil wieder viel zu faul, war ich doch sehr froh und entzückt, im Wäldchen das Moos schneefrei zu finden, die herunterfallenden Tropfen von den Bäumen hatten Muster gezeichnet auf den grauen Schneeresten, es roch bitterlich und erdig, und die Anemonen standen schon, die Gesichter der Sonne zugewandt, eine unabsehbare Schar weißer Flöckchen. Sie waren schwer zu pflücken, die Anemönchen, ihre Blätter sperrten sich so, man konnte kaum einen größeren Strauß in einer Hand halten, sie ließen auch bald die Köpfe hängen. Die Leberblümchen waren besser, die reizenden mit den bescheidenen braunen, haarigen Stengelchen. Da gab es manche, die waren schon ins Hellblau verblichen und weit offen, und andere, noch stark rötlich, die eben erst aufgewacht waren.

Im Wäldchen blühten auch der Seidelbast und die Ligusterhecke, aber für Schneeglöckchen musste man weiter gehen, hinter die alten Höfe in Milbing. Da waren die Wiesen immer ein wenig feucht, selbst im Sommer, die Überfülle der Schneeglöckchen dort erfüllte mich jedes Mal mit einer Art Rausch. Man ging in dieses weiße Meer einige Schritte und hockte dann nieder – das Wasser stand über dem Stiefelabsatz – und pflückte und pflückte, und wenn man die Blütenstengel schon nicht mehr fassen konnte und nach Hause wollte, fand man die allerschönsten. Tante Ella hatte mir verboten, Blumen zu pflücken und wegzuwerfen, es tat auch weh, aber dort habe ich manchmal die weniger schönen zugunsten der ganz besonders schönen liegen lassen! Welche Kunst, bis man wusste, dass man ein ganz klein bisschen am Stengel ziehen kann, damit er länger wird, und dass man den Strauß in der Hand ordnet, damit die Glöckchen nach außen hängen.

Mit den Schlüsselblumen war es eine ganz besondere Sache. Sie blühten mehr oben am Berghang und meist die hellen, duftenden Primeln und die goldenen Schlüsselblumen mit den langen Schlüsseln getrennt. Nie habe ich entscheiden können, welche schöner waren, von ihnen und von den zartrosa Mehlprimeln standen immer große Sträuße auf allen Tischen daheim.

Die seltenen Blumen wie Kuhschelle, Frauenschuh, Knabenkraut und die merkwürdigen, braun-weißen Orchideen pflückte ich nur für Tante Ella, die sie liebte. Mir selbst sagten sie gar nichts – aber die Entdeckungsreisen in den dichten Gestrüppen am Kirchbach hinauf waren herrlich. Der Bach war im Winter ganz trocken, nur unter den Wasserfällen, die so ordentlich mit Holz und Stäben geordnet waren wie Stufen einer Riesentreppe, waren dicke Eisschollen. Als ich die neuen Stiefel bekam, die bis zum Knie gingen, stapfte ich dort herum und brach krachend durch die Eisdecke, unter der nichts war als Luft und schön geformte Steine, die man sonst nie sah, weil dort grün und schaumig das Wasser sprudelte im Sommer. Im Bachbett immer weiter nach oben klettern, o wunderbare Reise, nie gesehene Ufer, man ahnte nur an der Form der Bäume, wo ungefähr man schon war, man hätte die Leute auf dem Bachweg nicht sehen können, so dicht war der Wald. Tannen, Sträucher und die dicken Judenstricke dazwischen – ich weiß nicht, wie diese Lianen eigentlich heißen, dort nannte man sie jedenfalls so.

Die Fausthandschuhe waren ganz haarig verkrustet vom Schneeballenmachen, die Zehen taten weh vor Kälte, die Nase lief und wurde am Ärmel abgewischt, die Haut spannte im Gesicht. So kam man nach Hause. Dort saß man dann auf der alten Schuhputzkiste und zog die Stiefel mit klammen Fingern und viel Ahs und Ohs aus und konnte sich nicht enthalten, in den Filzpantinen über die Schwellen und um den Esstisch eine kleine Rutschpartie zu veranstalten, was eine Rüge eintrug. Dass man die nun mühsam warm werdenden Finger auch noch waschen musste, war fast zu viel, aber die Vorfreude aufs Essen groß, und der Suppenlöffel kreiste noch über den Tellern, da hüpfte man schon mit vorgebundener Serviette im Stuhl auf und ab.

HEINRICH HEINE

Kluge Sterne

Die Blumen erreicht der Fuß so leicht,
Auch werden zertreten die meisten;
Man geht vorbei und tritt entzwei
Die blöden wie die dreisten.

Die Perlen ruhn in Meerestruhn,
Doch weiß man sie aufzuspüren;
Man bohrt ein Loch und spannt sie ins Joch,
Ins Joch von seidenen Schnüren.

Die Sterne sind klug, sie halten mit Fug
Von unserer Erde sich ferne;
Am Himmelszelt, als Lichter der Welt,
Stehn ewig sicher die Sterne.

CHRISTINE NÖSTLINGER

Katzen und Menschen

Leute, die Katzen nicht mögen, werden mit folgenden Zeilen nichts anzufangen wissen, aber Katzenliebhaber werden mein Problem verstehen. Es geht um dieses: Meine zwei Katzen sind ernste, erwachsene Katzendamen. Sie verbringen ihr Leben außer Haus, auf Mäusejagd. Nach Hause kommen sie nur, um zu fressen und um sich von den Strapazen der Jagd zu erholen. Stundenlang ruhen sie dann, hinreißend schön anzusehen, im Tiefschlaf. Aber kaum lasse ich mich irgendwo zu einer Tätigkeit nieder, bei der ich eine Katze wirklich nicht brauchen kann, erwacht eine Katzendame, gähnt, streckt sich und kommt dann zu mir.

Schlage ich auf dem Tisch eine Zeitung auf, springt so ein Biest auf den Tisch und setzt sich auf die Zeitung, haarscharf auf den Artikel, den ich lesen will. Bescheide ich mich und lese einen anderen Artikel, einen, der nicht vom Katzenhintern verdeckt ist, rückt das Vieh nach und schiebt sich über die Zeilen, die ich nun lese.

Auch wenn ich mich mit einer Näharbeit hinsetze,

wieselt sofort eine Katze herbei, mauzt, springt mir in den Schoß und schert sich nicht darum, dass sie auf Nähnadel, Faden und Werkstück landet, mich am Arbeiten hindert.

Manchmal ist es den Biestern nicht einmal zu dumm, sich quer über meine Schreibmaschine zu legen, obwohl man ihnen ansieht, wie unbequem sie dort liegen.

Wenn eine Katze derart lästig ist, ergreife ich sie und stelle sie auf den Boden. Worauf das Vieh wieder springt und ich es wieder ergreife und das Vieh wieder springt. Das spielen wir so lange, bis es mir zu dumm wird und ich von Zeitung oder Näharbeit ablasse und der Katze streichelnde Zuwendung gebe.

Mein Problem ist nun, warum ich den Katzen trotzdem nie gram werde und ihnen kein bisschen grolle. Würde mich ein menschliches Wesen derart belästigen, ich wäre stinksauer. Dass ich Katzen mehr liebe als Menschen, kann nicht der Grund sein. So bin ich nicht.

Der Grund muss sein, dass ich von Katzen nichts erwarte. Die sind halt so, sage ich mir, und warum sie so sind, entzieht sich meiner Kenntnis. Darum bin ich so sanft geduldig zu ihnen. Das ist ungerecht gegen die Menschen, denn auch unter ihnen gibt es welche, die »halt so sind«, und es entzieht sich meiner Kenntnis, warum sie so sind.

Ich werde diese schöne Einsicht in Zukunft berücksichtigen und mir von Menschen auch nicht mehr erwarten als von Katzen.

EUGEN ROTH

Die Briefmarke

Als Buben haben wir alles gesammelt. Ich weiß nicht, ob das heutzutage noch so ist, aber seinerzeit, als ich noch auf die Lateinschule gegangen bin in Rosenheim, war das Briefmarkensammeln so recht in Schwung. Wir haben freilich noch nicht daran gedacht, dass man Marken auch kaufen kann; nur des Notars Perlmoser Otto hat hier und da von seinem Vater einen Katalog mitgebracht, und wir haben drin gelesen, dass der schwarze Einser hundert Mark wert ist und die blaue Mauritius fünfzigtausend Mark, und dann sind wir Buben ganz besoffen gewesen vor Sehnsucht und Begeisterung und haben alle Papierkörbe und alle Speicher durchgestöbert und an alle Tanten und Paten haben wir die schönsten Briefe geschrieben, dass sich die hätten wundern müssen über so viel Anhänglichkeit, wenn sie es nicht doch gespannt hätten, warum wir gar so zärtlich und aufmerksam gewesen sind. Denn in jedem Brief ist mindestens einmal der Satz gestanden: »Wenn Du zufällig Marken findest, vergiss nicht Deinen dankbaren Neffen!« Wir haben auch schöne Briefmarken zusammengebracht, freilich keine schwarzen Einser und keine blaue Mauritius, aber jeder hat so seine Raritäten gehabt. Der Doktorsfritzl hat einmal die vier kleinen Dinger mit dem Ochsenkopf von Mecklenburg geschenkt gekriegt und hat wunders gemeint, wie gescheit er ist, und hat drei davon vertäuschelt. Später hat er's dann schon erfahren, dass sie nur alle vier zusammen was wert sind.

Im Übrigen ist uns trotz dem Katalog der eigentliche Preis bei den Marken ziemlich wurst gewesen. Aber es hat eben solche gegeben, die berühmt waren, die Amerikaner mit dem großen Kopf und die Kolumbusmarken und die dreieckigen vom Kap der Guten Hoffnung. Für die hab ich ein halbes Jahr lang jeden Tag meinen Apfel hergegeben.

Der alte Notar Perlmoser war selber ein wilder Sammler. Er hat uns Buben mit seinem Otto zusammen am Sonntag zum Kaffee eingeladen und hat sich auf den väterlichen Freund und Gönner herausgespielt und uns Marken geschenkt und so recht aus Gnade unser Gelump angeschaut. Dann hat er oft plötzlich ganz sonderbar gemeckert – er hat ohnehin ausgeschaut wie ein alter Geißbock – und hat eine Marke herausgegriffen und von allen Seiten angeschaut. »Ganz nett!«, hat er gesagt und so getan, als wär' es mit diesem Lob abgegolten. Und dann hat er sich verstellt, als wäre es ihm erst eingefallen, dass ihm grad die Marke in seinem Satz fehlt. Und natürlich, das wär' der reine Zufall, und wert wär' sie gar nichts und er könnte sie leicht anderswo kriegen, aber weil wir sie gerade dahätten ... Er hat uns immer wieder auf die gleiche plumpe Art übertölpelt, die jeder von uns schon auswendig kannte. Oft haben wir uns fest vorgenommen: diesmal fallen wir nicht drauf herein; aber dann waren wir blöd vor ihm wie die Kaninchen. Und wenn er uns irgendein rares Stück wirklich nicht auf den ersten Hieb aus dem Herzen hat hauen können, dann hat er's herausgeschmolzen mit Wehleidigkeit: Er wär' ein alter Mann und er müsst' doch bald in die Grube fahren und mitnehmen könnt' er nichts. Und er wollte seine Marken verschenken wie der billige Jakob, und sein Otto sollte sich nur nicht träumen lassen, dass er die Marken alle kriegte, der solle nur selber schauen, was er zusammenbringe.

Er hat dann auch aus einer besonderen Schublade ein dickes Album herausgeholt, und wir haben nur zu sagen brauchen, was wir wollten. Verdächtig freigebig ist er gewesen; man hätte ihm wirklich glauben können, dass er an den Schätzen dieser Welt nicht mehr hinge. Und wir haben es auch fest geglaubt, weil wir für eine einzige Marke ein Dutzend und mehr mitgenommen haben, chinesische mit einem Drachen drauf und afrikanische mit einem Kamelreiter und eine ganz große mit dem Schah von Persien. Er hat dann jedes Mal ausdrücklich gefragt, ob wir zufrieden wären. Und wir haben natürlich ja gesagt, und er hat so recht nebenher unsere Marke mit einer Zange gepackt und dann schnell in ein Tütchen gesteckt.

Einmal hat mir ein Onkel aus Bern zu meinem Geburtstag eine schweizerische Marke geschickt mit einer Taube drauf. Er hat sie noch von seinem Vater, unserm Großvater, gehabt und dazugeschrieben, ich sollt drauf aufpassen, das wär' schon was Besonderes, die Marke könnt' ich herzeigen, da wär' mir mancher drum neidisch.

Der Erste, dem ich sie gezeigt habe, ist der Notar Perlmoser gewesen. Er hat sie genau angeschaut und ich mit ihm; es war eine Zweieinhalb-Rappen-Marke von der Basler Stadtpost, die Taube war weiß, in einem roten Wappen, und außen herum ist ein himmelblauer Rand gegangen, der hat mir besonders gut gefallen.

Der Notar hat gesagt, es wäre ein schönes Stück, freilich, unter die wertvollen alten Schweizermarken, von denen ich vielleicht schon läuten gehört hätte, zählte sie nicht, aber immerhin wär' ich ein rechter Glückspilz. Und was ich für die Marke haben möchte.

Ich bin neben ihm gestanden; ich weiß es noch, wie wenn es gestern gewesen wäre. Er ist auf seinem Drehstuhl gesessen und wie er sich jetzt hergewendet hat, ist sein gelbes Gesicht mit dem fast weißen Bärtchen und mit den langen Pferdezähnen geradezu in das meine hineingetaucht, und ich bin ganz rot geworden vor Angst und Abscheu, besonders vor seinen listigen und begierigen Augen. Und auch, weil ich die Marke nicht habe hergeben wollen, um keinen Preis hergeben. Aber beinahe hätte ich sie doch hergegeben, nur um es jetzt nicht sagen zu müssen, dass ich sie ihm nicht geben wollte.

Aber dann habe ich ein paarmal fest geschluckt; und wie ich immer noch kein Wort herausbringen konnte, habe ich einfach stumm die Hand nach meiner Marke ausgestreckt.

»Du gibst sie also nicht her?«, sagt der alte Herr gereizt. Und besinnt sich im gleichen Augenblick anders, wird so überschnell freundlich, dass sein verärgertes Gesicht kaum nachkommt, und sagt ganz süß: »Hast recht, junger Freund, bist ein kleiner Haltefest, wirst es weit im Leben bringen. Übrigens« – und dabei lässt er die Taube nicht aus, die Taubenbriefmarke, die er mit seinem kleinen versilberten Zänglein angefasst hat wie mit Krallen – »übrigens«, sagt er, »ist es natürlich eine Dummheit, wenn solche Anfänger, wie du einer bist, eine unscheinbare, aber vielleicht seltene Marke – nun, selten auch nicht, in München oder gar in Berlin ziehen sie die Händler zu Dutzenden aus der Schublade, darauf kannst du Gift nehmen; es ist nur immer so, wer weitum der Einzige ist, der einen Kürbis gepflanzt hat, weiß nicht, dass es anderswo Kürbisse gibt wie hierorts Eicheln – also, sagen wir, eine bessere Marke durchaus behalten wollen, und dabei fehlt ihnen der ganze Satz Bulgarien, und vom ganzen Erdteil Australien haben sie überhaupt kein Fetzchen von einer Briefmarke. Und die könntest du leicht dagegen eintauschen. Aber«, sagt er, wie sich besinnend, »es sei fern von mir, dich zu überreden, des Menschen Wille ist sein Himmelreich, und warum sollte ich alter Mann auf eine neue Marke erpicht sein? Ich habe mehr als genug davon, und wenn ich doch bald in die Grube fahre, kann ich keine mitnehmen, die Bulgaren nicht und die Australier nicht und das Dings da auch nicht …«

Ich habe mir gedacht: »Jetzt ist er wieder in seinem Fahrwasser, jetzt wird er die Marke gleich geschnappt haben.« Aber ich bin ganz fest entschlossen gewesen, sie nicht herzugeben.

Indem hat der Notar Perlmoser seine Brille bald auf die Nasenspitze gedrückt, bald hat er sie auf die Stirn geschoben, zum Schluss hat er gar ein Brennglas aus dem Schreibtisch gezogen und hat die Marke eindringlich beäugt und dazu bekümmert den Kopf geschüttelt. Plötzlich hat er sie mir hingehalten und hat recht hässlich dazu gelacht. »Da habe ich Glück gehabt«, hat er gemeckert, »dass ich nicht mit dir getauscht habe. Das ist ja ein Neudruck!«

Ich bin ganz blass geworden. »Was?«, habe ich gestottert, »die Marke ist gefälscht?« In dem Augenblick hatte ich ganz vergessen, dass mein Onkel geschrieben hatte, die Marke stamme noch vom Großvater. Ich war ganz zerschmettert.

Der Notar dreht immer noch die Taube hin und her. »Nicht gefälscht«, sagt er mit Weisheit und Wohlwollen, »ein Neudruck, habe ich gesagt. Weißt du, das ist so, dass die alten, echten Platten noch da sind und vielleicht auch noch das gleiche Papier, und dann stellt einer später, vielleicht zwanzig Jahre später, eine solche Marke genau so wieder her. Aber natürlich – wert ist sie dann nichts mehr …«

Der alte Herr wird immer wohlwollender, je mehr ich zusammenknicke. Er holt seinen Katalog; richtig, da steht was von Neudrucken, schwarz auf weiß steht es da. Er ist aber vorsichtig, er traut sich allein das Vernichtungsurteil nicht zu. Er wird die Marke einem Freund in München schicken, einem Professor, einem weltberühmten Sachverständigen, und er fragt, ob mir das recht ist.

Ein Bub von vierzehn Jahren ist gar nicht dumm, er ist auch misstrauisch, mehr vielleicht als später; aber hilflos ist er vor den großen Leuten, ein Lateinschüler vor einem Notar, ein Zwerg vor einem Riesen. Ich habe jedenfalls gar nichts gesagt. Der Notar Perlmoser macht mir einen neuen Vorschlag. Er nimmt die Marke auf die Gefahr hin, dass sie nur ein Neudruck ist. Er gibt mir auf jeden Fall zwanzig Überseemarken, ich darf sie unter denen heraussuchen, die er doppelt hat. Die zwei Neuseeland und die drei von Panama, auf die ich immer schon so scharf gewesen bin, sind auch dabei. Diese Marken brauche ich auf keinen Fall zurückzugeben. Ist meine Schweizer Marke aber wirklich nur ein Neudruck, darf er sich noch fünf Marken aus meinem Album heraussuchen. Ehrenwort, dass ich in der Zwischenzeit keine vertausche!

Der Notar hat sein Ziel erreicht. Er vergräbt die Zweieinhalb-Rappen-Taube flink in seiner Schublade, ich krame mir mit heißem Kopf meine zwanzig Übersee zusammen und gehe, laufe, jage durch das kühle Haus, über die sommerheiße Straße, hinauf in meine Kammer.

Ich klebe sofort die neu erworbenen Marken in mein kleines Album. Für ein paar ist kein Platz vorgesehen, ich muss sie dorthin pappen, wo sie nicht hingehören; meine Freude ist nicht mehr so groß. Ich habe das dunkle Gefühl, betrogen worden zu sein.

Ich blättere mein Buch durch: da sind meine Kostbarkeiten – die schwarze Sachsen, die ziegelrote geschnittene Württemberger, die zitronenfaltergelbe Österreich, die nachtblaue England, die samtbraune Thurn und Taxis. Es steigt mir lähmend, eiskalt durch den ganzen Leib herauf; die wird er sich holen, der gemeine Markenjud, der listige Fuchs, diese fünf raren Stücke, von mir gehütet, wie Fafner seinen Schatz gehütet hat; die wird er packen, listig, freundlich lächelnd wird er sie behutsam mit seiner Zange anfassen, wird sie herausreißen, und es wird weher tun, tausendmal weher, als wenn ich mir einen Zahn herausreiße, mit dem Bindfaden an die zuknallende Tür gehängt, wie wir es machten seinerzeit.

Und plötzlich habe ich nur noch den einen brennenden Wunsch, wird es mein Stoßgebet jeden Abend, mein Schrecken jeden Morgen beim Aufwachen: Die Taube soll lieber echt sein und kein Neudruck.

Es ist ein teuflischer Kerl gewesen, der Notar, das habe ich erst später so recht begriffen. Er hat mich in seinen Schlingen gefangen, der alte Fuchs. Ich habe kein Wörtchen geschnauft, daheim nicht, in der Schule nicht. Auch den Otto habe ich nie gefragt, ob sein Vater, der Notar, schon seine Auskunft bekommen hätte von dem weltberühmten Professor in München. Denn wenn die Marke echt war und kein Neudruck, dann darf es nicht aufkommen, vor meinem Onkel nicht, vor meiner Mutter nicht – mein Vater ist schon seit sieben Jahren tot gewesen damals – und vor mir selber nicht, dass ich sie mir habe abjagen lassen, ich dummer Kerl, ich hundsdummer. Und wenn sie aber nicht echt war, dann kommt eines Tages der Notar, der Markenfresser, der gemeine, und holt mit sicherem Griff die fünf erlesenen Stücke, die ziegelrote Württemberger, die schwarze Sachsen. Und vielleicht die meergrüne Hamburg, obwohl er die selber hat, aus purer, bösartiger Habsucht. Ich habe also geschwiegen und nie mehr das kühle, dunkle Haus betreten; und der Notar hat auch geschwiegen und hat mich nie mehr eingeladen, ihn zu besuchen.

Es ist im völligen Dunkel geblieben, ob die Taube echt war oder neu gedruckt. Ich habe im Sommer gefischt und gebadet und mir selber vorgemacht, ich hätte gar keine Lust mehr an Briefmarken.

Ich habe versucht, die Marke zu vergessen, und es ist mir eigentlich nicht schlecht geglückt. Aber das Schicksal muss mit dem Herrn Notar Perlmoser noch etwas Besonderes vorgehabt haben, denn das Schicksal hat die Marke nicht vergessen. Zu Weihnachten ist mein Onkel auf der Durchreise nach Wien zu uns gekommen. Und obwohl er gar kein gebürtiger Schweizer gewesen ist, sondern ein Rosenheimer, hat er die chaiben Schwaben nicht mögen – so hat er uns Deutsche genannt – und auch, wie er jetzt da gewesen ist, hat er in einer harten und wunderlichen Mundart alle Augenblicke was anderes an uns zu mäkeln und zu kritteln gehabt. Sonst aber ist er nicht ungut gewesen, und mir besonders hat er noch ein paar Marken mitgebracht, aus seiner eigenen Bubensammlung, und es ist gar der schwarze Einser darunter gewesen. Dieses Geschenk hat mir einen zwiespältigen Eindruck gemacht; ich habe ein schlechtes Gewissen gehabt wegen der davongeflatterten Taube.

Und am selben Abend, wo er gekommen war und mit mir und meiner Mutter zusammengesessen ist, hat er selber vom Briefmarkensammeln geschwärmt und hat auch von meinem Vater, seinem Bruder, allerhand Lustiges erzählt; und da ist es so gegangen, wie ich es schon lang mit Herzklopfen habe gehen sehen, ich hab' ihm mein Album zeigen müssen.

Er hat es mit Liebe angeschaut, die Stücke, die ich selber am höchsten gehalten, die hat auch er gelobt, und über die Schweiz hab' ich schnell wegblättern wollen, aber grad' dadurch hab' ich es verpatzt.

Ich hab' gestehen müssen, dass ich die Taube vertauscht hätte. Meine Mutter hat gleich die Hände gerungen, sie war so; vielleicht hat sie auch nur vor dem Onkel Angst gehabt, dass jetzt seine Gunst verscherzt wäre. Der Onkel selber war gar nicht so betroffen, er hat sogar die Mutter beruhigt, Tauschen sei nun einmal die Hauptsache beim Briefmarkensammeln, und zu mir hat er gesagt, ob ich eine Ahnung gehabt hätte, was das Täuble wert gewesen wäre? Und ich sollte ihm einmal zeigen, was ich dafür gekriegt hätte.

Ich zeigte ihm auch eifrig die zwanzig Übersee und die drei Panama und die zwei Neuseeland. Da ist er immer finsterer geworden und hat gesagt: »Ist das alles?« Ich hab' in der Angst noch ein paar dazugeschwindelt, aber weit bin ich nicht gekommen, das Lügen ist mir rot bis unter die Haare gestiegen.

»Seit dreißig Jahren«, hat daraufhin mein Onkel ganz feierlich gesagt, »seit dreißig Jahren habe ich keine Briefmarke mehr angeschaut. Aber so viel verstehe ich noch, dass entweder du ein Chaib bist, dem man das Album sollte um den Grind schlagen, statt dir gute Marken zu schenken, oder dass der ein Erzgauner ist, der dir mit ein paar Hottentotten- und Chinesenfetzen eine biedere, ehrenfeste und christliche altschweizerische Taube aus dem Schlag geschwindelt hat.«

In meiner Angst habe ich das Dümmste gesagt, was ich in dem Augenblick hätte sagen können. »Onkel«, hab' ich gesagt, »wahrscheinlich ist es bloß ein Neudruck gewesen.«

Daraufhin ist mein Onkel aufgestanden und angetreten wie zum Rütlischwur: »Wer das gesagt hat, der gehört mir! Hab' ich dir nicht geschrieben, du Zwiebelskopf, du froschäugiger, dass die Marke noch von deinem Großvater stammt, und da lässt sich der Narr einreden, das wäre ein Neudruck? Den Schurken nenne mir, den Lausbuben, der die Frechheit gehabt hat, dir das einzuspucken!«

Der Onkel ist offenbar des Glaubens gewesen, es handle sich um einen Mitschüler. Er schimpfte lange und saftig, dabei verfiel er immer mehr in die heimatliche Mundart, knurrte und ächzte, dass ich kaum mehr verstand, was er wollte.

Jedenfalls bin ich froh gewesen, dass er von der blanken Frage, wer es gewesen ist, sich in das Dickicht allgemeinen Raunens verloren hatte und dort herumstampfte und trompetete wie ein Elefant.

Genau so ist er anzuschauen gewesen, der riesige, starkknochige Mann, wie er graubärtig, die Hände im Bart, herumgestapft ist, grauhaarig, grau angezogen, mit riesigen Füßen. Es hat mir nichts geholfen; er ist wieder aus dem Dickicht heraus, mit kleinen, listigen Augen auf mich zu: »Wer ist es gewesen?«

Ich habe es dann gesagt. »Der Herr Notar Perlmoser«, habe ich gesagt, und mir ist gewesen, als wäre damit die ganze Verantwortung aus dem knabenhaften Bereich hinaufgehoben zu den Erwachsenen. Mir ist auf einmal ganz leicht gewesen; ich habe mir gedacht, der Onkel wird jetzt still sein oder wird sagen, »da ist dann nichts zu machen«, denn wie sollte einer was gegen den Notar Perlmoser unternehmen, wegen eines Buben wie ich und wegen einer Briefmarke?

Der Onkel ist auch still geworden; aber ganz anders still, wie ich mir das erwartet hatte. Unheimlich still ist er geworden. »Perlmoser?«, hat er gesagt. »Perlmoser?« Und es ist gewesen, als ob das Feuer einer ganz fernen Vergangenheit in ihm aufglühte. »Ist das nicht so ein Spitzbärtl, so ein Bocksgesicht, so ein gelbhäutiges?«

Es war der Notar Perlmoser: ein gelbhäutiges, spitzbärtiges Bocksgesicht.

Es muss eine alte Rechnung gewesen sein, die der Onkel in diesem Augenblick aus seiner Erinnerung hervorgezogen hat, eine, bei der er es noch nicht verschmerzt hat, dass sie ihm nicht bezahlt worden ist.

Er hat am andern Tag weiterfahren wollen, aber er ist geblieben; er hat die alte Rechnung in Ordnung gebracht.

Von dem, was jetzt gekommen ist, habe ich damals nicht viel verstanden. Ich habe nur gespürt, dass ein

Krieg ausgebrochen ist zwischen zwei erwachsenen Männern und dass die Taube bei Gott keine Friedenstaube gewesen ist.

Der Onkel hat mir die Marken abgenommen, die ich für das Stück eingetauscht hatte. Er hat sie in einen Brief getan und durch einen Boten dem Notar schicken lassen.

Ob nun der Brief, den er geschrieben hat, unannehmbar war, oder ob der Notar, im Vertrauen auf sein Recht und von dem Besitzwahn verblendet, sich unnachgiebig gezeigt hat, kann ich nicht sagen. Juristen, die sich in allen Kniffen des Rechts auskennen und die im Fall eines Prozesses der Anwalt nichts kostet, sind ja oft hartnäckiger als andere Menschen. Es kann aber auch sein, dass das Schicksal selber den alten Mann zum Kampf stellen wollte, zu einem Kampf – das sei gleich gesagt –, der sein letzter gewesen ist und in dem er keinen Sieg davongetragen hat.

Jedenfalls hat der Notar unter Hinweis auf das Bürgerliche Gesetzbuch die Marken sofort zurückgeschickt und erklärt, der Tausch bestehe zu Recht. Der Paragraph, auf den er sich gestützt hat – ich habe ihn später selbst genau nachgelesen –, der Paragraph hat geheißen, dass Verträge mit Minderjährigen gültig sind, wenn der Minderjährige die vertragsmäßige Leistung mit Mitteln bewirkt, die ihm hierzu oder zur freien Verfügung von gesetzmäßigen Vertretern oder mit deren Zustimmung überlassen sind.

Der Onkel, der ja nicht länger hat dableiben können, ist zu einem jungen Rechtsanwalt gegangen, der recht wenig zu tun gehabt hat und der nichts lieber tat, als dem Notar scharf auf den Leib zu rücken. Die schweizerische Marke ist amtlich geschätzt worden und die zwanzig Übersee auch, und der Anwalt hat mich ausgefragt. Und wie er die Geschichte mit dem Neudruck gehört hat und dass ich für den Fall, dass es einer wäre, noch meine fünf besten Marken hätte versprechen müssen, hat er gesagt, das wäre eine arglistige Täuschung und strafrechtlich verfolgbar.

Und es ist ein Rattenschwanz von Prozessen geworden; aber der alte Fuchs war gar nicht so einfach zu fangen.

Der Onkel ist längst wieder abgereist gewesen, aber der Anwalt hat ihm immer schreiben müssen, wie die Sache steht.

Für mich war das eine böse Zeit, und ich habe mich vor einer Begegnung mit dem Notar oder auch nur mit seinem Sohn Otto gefürchtet wie vor dem höllischen Feuer.

Die ganze Stadt, groß ist sie ja nicht gewesen, hat den Atem angehalten vor diesem Kampf, der im Finstern geführt worden ist, in Amtsstuben, Aktendeckeln und giftigen Briefen hin und her.

Die Besonnenen haben den Kopf geschüttelt, wie ein alter Mann in Amt und Würden alles auf das Spiel setze um eine Briefmarke. Aber es war ja längst nicht mehr die Taube im roten Feld, um die es gegangen ist, sondern es war eben der Krieg zwischen zwei Männern, die siegen wollten und den andern in die Knie zwingen.

Es hat auch nicht an Stimmen gefehlt, die scharf gegen uns gewesen sind und gegen meinen Onkel, der da herkommt und Schmutz wirft gegen einen würdigen Herrn, den man sein Steckenpferd in Ruhe hätte reiten lassen sollen. Aber dagegen sind dann die andern aufgestanden, und die Gerüchte sind dazugekommen, er hätte meine, ja meines Großvaters wertvolle Sammlung ausplündern wollen, viele Tausend Mark wären die Briefmarken wert gewesen und nur, weil mein Onkel zufällig gekommen sei, hätte er dem alten Habgierigen sein Handwerk noch legen können.

Auf einmal haben mehrere Eltern die größte Anteilnahme an den Sammlungen ihrer Kinder genommen und nachgeprüft, ob und welche Geschäfte sie mit dem Notar gemacht hätten.

Und der alte Herr – wie tut er mir heute noch leid, der heillose, fanatische Sammler, der Markenjud, der listige Lächler, der selige Hamsterer, der da zum fauchenden Fafner geworden ist – ja, der alte Herr hat plötzlich einen, zwei und wer weiß wie viele hässliche Briefe gekriegt mit den dümmsten und unverschämtesten Rückforderungen; vielleicht waren auch gerechte und höfliche dabei, aber der Mann war nun einmal wild und halsstarrig, er hat nicht eine Marke hergegeben, nicht einen Quadratzentimeter ist er gewichen. Er hat um sich geschlagen, bös und treffend, dann immer ungeschickter, ohne Rücksicht auf die Stimmung, die sich gegen ihn breitgemacht hat.

Er hat weder seinen möglichen Sieg noch seine endgültige Niederlage mehr erlebt. Jedenfalls waren wir kurz vorher von dem Anwalt, dessen hundescharfer Eifer mir lang schon gegen den Strich ging – er hatte dabei und im Gegensatz zu dieser Schärfe etwas Karpfenartiges, sogar wenn er einem die fischfeuchte, kalte Hand gab –, jedenfalls also waren wir kurz vorher von dem Anwalt dahin verständigt worden, er werde den widerspenstigen und halsstarrigen Bock schon kleinkriegen, den Zivilprozess würde der sicher verlieren, nötigenfalls würde er, der Anwalt, sogar vor einer strafrechtlichen Verfolgung nicht zurückschrecken – drei Tage drauf kommt mir meine Mutter, wie ich so von der Schule heimträllere, an der Tür entgegen: Der Notar Perlmoser ist tot, der Schlag hat ihn getroffen, mittags, vor dem Essen; inmitten seiner Briefmarken ist er in seinem Zimmer gefunden worden.

Meine Mutter ist eine stille und zarte Frau gewesen; sie hat schwer an diesem Tod getragen, und den ganzen Abend haben wir an dem Schicksal herumgedreht und nachträglich geforscht, wie wir es hätten wenden können, vielleicht mit mehr Liebe, vielleicht durch einen Besuch, vielleicht durch eine List. Aber wenn erwachsene, zähe und einander verhasste Männer gegeneinander anrennen, was könnten da eine Frau und ein Kind dazwischen tun? Trotzdem, das Gefühl einer Schuld haben wir gehabt, meine Mutter und ich. Und es ist nicht kleiner geworden, wie am andern Tag ein eingeschriebener Brief gekommen ist, mit der gedruckten Todesanzeige: »Gott dem Allmächtigen hat es gefallen, unsern innig geliebten Gatten und Vater, Herrn Justizrat Karl Borromäus Perlmoser, königlichen Notar, Ritter hoher Orden, unerwartet und schnell im Alter von einundsechzig Jahren abzuberufen …« und daran geheftet, sorgfältig in ein Tütchen gelegt, wie es die Markensammler haben, die weiße Taube im roten Wappen, mit vergissmeinnichtblauem Rand, zweieinhalb Rappen der Stadtpost Basel in der Schweiz. Und sonst nichts, keine Entschuldigung und keine Anklage.

Der Anwalt, arg enttäuscht, dass ihm sein sicherer

Sieg also entrissen war, hat uns wichtigtuerisch darauf hingewiesen, dass wir jetzt die seinerzeit eingetauschten Marken zurückgeben müssten, und sich erboten, dieselben gleichfalls eingeschrieben und mit einem entsprechenden Begleitbrief an die Witwe zu senden. Meine Mutter aber, einer besseren Regung ihres Herzens folgend, nahm mich bei der Hand, und wir gingen, denselben Nachmittag noch, in das große kühle Haus hinüber, das ich so lange nicht betreten hatte und das jetzt in allen Gängen nach Weihrauch roch. Die Witwe, die uns erst, wie wir durch die Tür hatten hören müssen, heftig hatte abweisen lassen wollen, kam, plötzlich anders gesinnt, in das Empfangszimmer herüber und umarmte, in einem jähen Begreifen solch tapferen Besuches, meine Mutter unter Tränen.

Die beiden Frauen waren sich rasch darüber einig, dass der verderbliche Starrsinn und – wie besonders die Andeutungen der Witwe vermuten ließen – eine alte Feindschaft den unnachgiebigen Kampf verursacht hatten. Die Frau, die sich aus den Marken nichts machte, wies nicht nur das Päckchen, das wir ihr boten, mit einem müden Lächeln zurück; sie lud mich sogar ein, später einmal zu kommen und mich für die mancherlei Unerquicklichkeiten, die die tragische Geschichte wohl auch für mich gehabt hätte, durch einen herzhaften Griff in die Dublettenschachtel zu entschädigen.

Sooft mich aber auch die Lust nach solcher Bereicherung ankam, ich habe es nie über mich gebracht, noch einmal hinzugehen.

Das Briefmarkensammeln habe ich bald hernach aufgegeben, trotz der vielen und oft raren Stücke, die mir der Onkel aus Bern noch geschickt hat. Er hat sie, glaube ich, sogar heimlich gekauft, denn einmal habe ich mit der Lupe die Reste einer Ziffer entdeckt; aber er hat mir den bitteren Geschmack nie mehr versüßen können. Er selber hat über die Angelegenheit keine Zeile mehr geschrieben; ich habe aber gehört, später, nach seinem Tod, dass er damals auf die Nachricht von dem jähen und ungewissen Ende seines Widersachers gesagt haben soll, nun habe der zuerst so säumige Schuldner plötzlich zu viel gezahlt, und das nur, um ihn wiederum zu treffen, weil er nun nichts mehr zurückgeben könnte. Und vielleicht wäre es besser gewesen, er hätte die unbeglichene Rechnung nicht nach dreißig Jahren noch einmal vom Schicksal vorgelegt bekommen.

Meine Briefmarken habe ich als Student verkauft, weil ich Geld gebraucht habe und zufällig an einen Sammler geraten bin, der mir keine Ruhe mehr ließ. Ich habe mich nicht mehr so übertölpeln lassen wie damals, aber das bessere Geschäft hat sicher der andere gemacht. Die Taube wollte ich ursprünglich herausnehmen und, nicht als Briefmarke, sondern als eine Art Votivtäfelchen zurückbehalten. Aber da habe ich in den Augen jenes Sammlers die gleiche grünliche Begierde flammen sehen, wie seinerzeit in denen des Bocksgesichtes. Und er hat dieselben, nur den anderen Umständen angepassten Beschwörungen, Ausflüchte, Lockungen und Bedrohungen auf mich losgelassen, dass ich hilflos gewesen bin wie damals als Knabe vor dem gelbhäutigen, listigen und wahnwitzig begierigen Notar Perlmoser. So habe ich denn die Marke aufs Neue in den gefährlichen Dunstkreis der Sammler geschickt, jener lächerlichen und bedauernswerten Narren, die ihr Geld, ihr Ansehen, gar ihr Leben lassen für ein irdisches Ding, für ein Stückchen Papier, anderthalb Zoll im Geviert.

Von jenem Sammler hörte ich übrigens unter vielen bitteren Wehklagen und Verwünschungen – denn er hatte nicht teilgehabt an dem Segen oder nur spärliche Reste noch auffangen können – von dem unrühmlichen Ende der gewaltigen Sammlung des Notars Perlmoser. Sein Sohn Otto, ohnehin ein spätes und schwieriges Kind, war bald den führenden Händen seiner Mutter entglitten. In ein Institut gebracht, hatte er damals die Schätze seines Vaters geplündert, um sich durch den Verkauf wertvollster Marken um ein Spottgeld die Mittel zu einer abenteuerlichen Flucht zu beschaffen. Er war jedoch in dem Augenblick erwischt worden, wie er bei Mondenlicht seinen Erlös auf der Bettdecke zählte. Damals, so berichtete mein Gewährsmann, hatte man die Kostbarkeiten wieder zusammentragen können, wenngleich er überzeugt war, mit neidischer Erbitterung überzeugt, dass eine Reihe von Mitschülern ihren bedeutenden Raub auf die Seite gebracht hatten. Später aber, und erst vor Jahresfrist, hatte der ungeratene Sohn den gesamten Bestand ohne viel Federlesens verschleudert.

Es sind Stücke dabei gewesen – der Mann hat gezittert, wie er es mir erzählt hat –, Stücke, die in Jahren nicht wieder auf den Markt kommen. Ich habe einen Teil davon gesehen, hat er gewimmert; aber was heißt schon sehen, bei einem großen Händler unerschwinglich! Altdeutschland, Österreich, England, die Schweiz, lückenlos, lückenlos!

»Die Schweiz?«, frage ich, wie beiläufig, und er sagt: »Bei der Schweiz hat eine einzige Marke gefehlt, merkwürdigerweise, eine seltene Marke, die Basler …« Und er besinnt sich, dass es die weiße Taube im roten Feld ist, die er soeben von mir kaufen will, und er löscht alle Lichter auf seinem Gesicht und sagt: »Eine seltene eigentlich nicht, im Verhältnis eine belanglose Marke …«

»Wenn du eine Ahnung hättest«, habe ich mir gedacht, und einen Augenblick habe ich geschwankt, ob ich ihm die Geschichte erzählen soll von der Marke, um die der alte Notar sein Leben gelassen hat und die vielleicht den Untergang, den schmählichen Untergang seiner ganzen, in einem halben Jahrhundert mühsam, listig und arglistig zusammengescharrten und -geschacherten Sammlung nach sich gezogen hat. Aber ich habe dann doch geschwiegen.

Man soll die irdischen Dinge, und wenn es nur kleine Briefmarken sind, nein, man soll die toten Dinge nicht lebendig und nicht noch dämonischer machen, als sie es ohnehin schon sind.

EGYD GSTÄTTNER

Wir werden größer!

Früher einmal hat es zum Weltspartag in der Filiale meiner Bank gleich um die Ecke im Häuserblock schräg gegenüber immer kleine Geschenke gegeben: Schlüsselanhänger, Brieftasche, Schraubenzieher, Kugelschreiber; Wasserfarben oder Plüschtiere für die Kleinen.

Heuer brauche ich nichts von all dem Ramsch. Ich habe nur einen einzigen Wunsch: Ich möchte meine Bankfiliale gleich ums Eck zurück. Heuer am Sommeranfang flatterte mir nämlich ein Briefchen des Filialenteams ins Haus, in dem stand unter den lächelnden Porträts sämtlicher Mitarbeiterinnen und Mitarbeiter in Riesenlettern WIR WERDEN GRÖSSER! Als erfahrener Pessimist habe ich diese unerzwungene Jubelmeldung gleich als schlechtes Zeichen genommen, und als Pessimist habe ich auch leider wie so oft recht behalten: Denn im Brief stand dann: »Sehr geehrter Herr Dr. Gstättner! Ihre Bankfiliale wird ans andere Ende der Stadt verlegt! Durch eine Zusammenlegung mit der Zentrale entsteht ein neues, größeres Kompetenzzentrum, das Ihnen folgende Vorteile bietet: Flexiblere und zeitgemäße Beratung. Aktivere Kundenbetreuung durch ein größeres Team. Weiterer Aufbau und Konzentration der Beratungsqualität. Mehr Zeit für individuelle Finanzlösungen!«

Schwer enttäuscht war ich von meiner Bank, dass sie mich um meinen finanziellen Nahversorger prellt und mich auch noch mit derlei abgeschmackten Phrasen abspeist: WIR WERDEN GRÖSSER: Was für ein euphemistischer Partezettel! Mir war die Beratung ums Eck schon bisher flexibel und zeitgemäß, die Kundenbetreuung aktiv, das Team groß, die Finanzlösungen individuell genug. Meine individuelle Finanzlösung war ohnehin zeitlebens die, dass ich nur das ausgegeben habe, was ich vorher eingenommen habe. Dafür zahlt sich eine weitere Konzentration der Beratungsqualität wirklich nicht aus. Und wenn ich das selbstgerechte Wort *Kompetenzzentrum* bloß höre, dreht sich mir schon der Magen um. Es bedeutet ja bloß, dass meine Filiale eingespart und wegrationalisiert und geschlossen wird und die Bank mir, obwohl sie mich ja »sehr ehrt«, statt bisher zwei ab sofort 60 Minuten Fußmarsch von und zu den individuellen Finanzlösungen zumutet. Zugegeben: Ich bin kein guter Kunde, an mir verdient die Bank nicht viel: Ich habe weder einen Kredit noch einen Teufelspakt laufen, lasse seit vielen Jahren zahllose gut gemeinte Veranlagungstipps ungenützt und gehöre zu den wirtschaftsfeindlichen Sparefrohtypen, die weder an die Börse noch ins Casino gehen und sich am Jahresende an den paar Cent Zinsen (abzgl. KEST) berauschen. Zwanzig Jahre lang hat »das bewährte Team rund um Filialleiter Gustav Stingl« es nicht einmal geschafft, mir eine Bankomatkarte aufzuschwatzen – wozu, wo doch die Filiale gleich ums Eck ist? Ich werde mich für die Bank eben nicht gerechnet haben.

Alle Arten von Geldfragen stellen mich prinzipiell vor Rätsel, noch dazu vor uninteressante. Lösen möchte ich nur ein einziges: Wie viel Geld gibt es auf der Welt? Ich meine die konkrete Summe, summa summarum. Die müsste man doch beziffern können, stelle ich mir vor. Geld wird nicht geboren, Geld stirbt nicht. Geld schmilzt nicht und Geld wächst auch nicht. Geld wird gedruckt, Geld wird gepresst, und es ist da: zum Beispiel eine Billiarde Euro. Nicht mehr und nicht weniger, punktum. Damit müssen alle Menschen auf dieser Erde auskommen, und ausgehend von dieser einen absoluten Zahl stellt sich jetzt die Frage der Verteilung, die Frage von Armut und Reichtum, von erster, zweiter, dritter Welt, von erstem, zweitem, drittem Österreich. Und wie man vielleicht so umverteilen kann, dass alle genug für ihre individuelle Finanzlösung haben. Aber noch kein Wirtschaftsexperte, kein Geldmensch eines Kompetenzzentrums, wie groß er auch schon geworden ist, hat diese eine Zahl genannt. Geld ist kein Naturgesetz, wächst nicht wie Obst auf den Bäumen, es drohen ihm keine Hagelschäden, Fröste, Missernten. Geld ist Gebild von Menschenhand. Wenn wir also zu wenig für alle von dem Zeug haben, dann drucken wir einfach neues. Und auf die Banknoten schreiben wir hinauf: Wir werden größer! Wenn wir schon beim Drucken sind, drucken wir gleich noch ein bisschen mehr, damit sich die Bank anstatt des Kompetenzzentrums wieder eine kleine Filiale bei mir ums Eck leisten kann.

KATRIN DORN

Tango in Berlin

Seit meine Annonce im ›Stadtmagazin‹ erschienen ist, ruft mich Hartmut jeden Tag an. Er hat ein unglaubliches Talent, immer den unpassendsten Moment zu erwischen. Allerdings weiß ich auch nicht, welcher Moment für einen Anruf von Hartmut passend sein könnte.

»Hallo Hartmut, was gibt's?«

»Sind die Blumen nicht angekommen?«

»Was für Blumen?«

»Fleurop.«

»Nein.«

»O Mann. Wieso muss das immer mir passieren. Bei mir klappt aber auch gar nichts.«

»Kopf hoch, Hartmut. Sie werden schon ankommen. Aber hör mal, wieso schickst du mir Blumen?«

»Freust du dich nicht darüber?«

»Doch, natürlich freue ich mich.«

»Wieso? Ich denke, sie sind nicht gekommen.«

»Nein, aber wenn sie da sind, werde ich mich freuen.«

»Na gut. Dann geh ich jetzt mal zu diesem Blumenladen und frag nach, warum sie es nicht auf die Reihe kriegen.«

»Ja, tu das, Hartmut.«

Ich eile zum Fenster zurück. Zu spät. Mein Nachbar und seine Tanzpartnerin sind schon weg. Ich hätte so gern gesehen, wie sie zusammen zum Tanzstudio gehen. Es sieht urkomisch aus.

Mein Nachbar liebt Treppenhausgespräche. Wenn wir uns begegnen, bleibt er jedes Mal freudestrahlend stehen. Ich kann dann nicht anders, als ebenfalls stehen zu bleiben. Das Schwierige daran ist nur, dass wir beide die geborenen Zuhörer sind. Die Dialoge, die wir nach qualvollem Schweigen zustande bringen, rufen sich andere Leute im Vorbeigehen zu. Deshalb war ich vor drei Wochen richtig froh, dass ich mal etwas zu erzählen hatte.

Am Abend vorher war ich im Ballhaus Rixdorf gewesen. Eigentlich wollte ich zu einer Theateraufführung arbeitsloser Schauspieler. Aber ich hatte mich in der Etage geirrt. Als ich die Saaltür öffnete, hatte ich anstelle eines Zuschauerraums einen Tanzsaal vor mir. Die Leute bewegten sich paarweise übers Parkett: die Frauen in altmodischen knielangen Röcken, die Männer, selbst die jüngsten, trugen Anzüge, manche sogar Fräcke. Sie kamen mir vor wie junge Tiger auf Glatteis, so wie sie sich aneinander festhielten und mit tastenden, rutschenden Schritten voranzukommen versuchten. Dass es sich um einen Tangoball handelte, erkannte ich an der Musik. Schon die ersten Takte verwandelten mein Herz in ein Sahnebonbon. Den Theaterbesuch vergaß ich völlig. Ich setzte mich an einen der Tische und schaute den Paaren zu. In ihrer Kleidung erinnerten sie mich an das Hochzeitsfoto meiner Großeltern. Und meine Großeltern hatte ich immer sehr gern gehabt. Das Sahnebonbon in meiner Brust wölbte sich vor Verlangen, an diesem heimlichen Schleichen auf dem Parkett teilzunehmen. Doch als mich ein Mann aufforderte, deutete ich bedauernd auf meine Jeans und er wich diskret zurück. Auf dem Tisch lagen, bunt aufgefächert, die Flugblätter der Tangoschulen. Berlin ist voll von ihnen.

»In diesem Moment«, so beendete ich meine Erzählung, »habe ich begriffen, dass ich einen Tanzpartner brauche.«

Mein Nachbar betrachtete mich mit glasigem Blick, als hätte er beim Zuhören Fieber bekommen. Mit einer Leidenschaft, die ich ihm nie zugetraut hätte, eröffnete er mir, dass auch er eine Partnerin haben wolle. Wir beschlossen, am nächsten Tag gemeinsam zum ›Stadtmagazin‹ zu gehen, um unsere Anzeigen aufzugeben. Seine haben sie richtig gedruckt:

Lust auf stilvolle Nähe? Dann lern Tango tanzen, und zwar mit mir. Junger Mann, 39, 1,70 m sucht Partnerin für Anfängerkurs.

Bei mir haben sie gepatzt:

Wer macht mit mir den ersten Schritt? Frau, 36, jünger aussehend, 1,90 m sucht Partner für Tango-Einsteigerkurs.

Ich bin eins sechzig!

Tagelang hat das Telefon Sturm geläutet. Tangobesessene Hünen, die seit Jahren auf der Suche nach einer Partnerin waren, standen Schlange in meiner Leitung.

Anfangs begrüßte ich jeden so freudig, dass ich umgehend sein ganzes Vertrauen erworben hatte. Telefonische Offenbarungen wildfremder Männer füllten meine Abende aus. Wie oft hatte ich das Gefühl, am Beginn einer großen Freundschaft zu stehen, die durch einen Größenunterschied von einem halben Meter nicht mehr zu gefährden war! Doch immer, wenn ich mit der Wahrheit über meine Körpergröße herausrückte, und das musste ich ja irgendwann, war die Sache erledigt. Am Ende meldete ich mich nur noch mit: »Hallo, ich bin eins sechzig«, und schon war ich den Anrufer los.

Hartmut war der Einzige, der nach dem Augenblick der Wahrheit in der Leitung blieb. Er ist zwei Meter zehn und erklärte mir schon im zweiten Satz, dass er sehr darunter leide. Während seiner Pubertät seien ihm die Sachen nur so aus den Händen gefallen, und auch wenn er gelernt hätte, nun alles festzuhalten, habe diese Erfahrung sein ganzes Leben geprägt. Den Irrtum des ›Stadtmagazins‹ nahm er besonders tragisch. Er meinte, so etwas könne nur ihm passieren. Dass er einer von etwa dreißig Anrufern war, denen es genauso ging, tröstete ihn nicht. Das mache es nur noch schlimmer, meinte er und fragte, ob ich ihn jetzt trotzdem kennen lernen möchte, damit nicht alles umsonst gewesen sei. Ich hätte verneinen müssen. Aber in solchen Situationen fehlt es mir an Kaltblütigkeit.

Mein Nachbar hatte mehr Glück. Seit zwei Wochen besucht er mit seiner Partnerin einen Tangokurs. Dabei hat er O-Beine. Das kommt von den vielen Reitstunden, die er als Kind nehmen musste. Als Therapie gegen seine Schüchternheit, wie er mir einmal mit hochrotem Kopf gestand. Seit einiger Zeit trägt er diese Rapperhosen, in denen man herumläuft wie in ausgehöhlten Elefantenbeinen. Aber man sieht sofort, dass sie nicht sein Stil sind. Anstatt den Hosenbund auf die Hüftknochen rutschen zu lassen, schnallt er sich den Gürtel über dem Bauchnabel fest. Das gibt eine komische Falte über seinem mageren Hintern, und außerdem glaube ich, dass die Hosen wegen seiner Säbelbeine an völlig falschen Stellen schlackern. Mir ist schleierhaft, wie seine Partnerin zwischen all dem Hosenstoff ihre Schritte koordiniert. Aber offensichtlich hat sie das Problem gelöst oder sie arbeitet noch daran. Jedenfalls stand sie eben schon zum dritten Mal unten auf der Straße, um ihn abzuholen. Sie wohnt in Halensee und die Schule ist gleich bei uns um die Ecke. Wenn sie klingelt, kann ich das durch unsere gemeinsame Wand hören, und durch die Gardinen meines Fensters sehe ich, wie sie auf der Straße steht und ihre Strumpfhosen überprüft. Ich finde, bei ihren knochigen Beinen sollte sie längere Röcke tragen. Aber vielleicht fürchtet sie, den Überblick dann völlig zu verlieren. Heute hat sie ihn mit Küsschen begrüßt, Wange links, Wange rechts. So weit sind sie schon.

»Moin, moin, Klaus aus'm Norden. Geht noch mal um Tango oder hatte ich dich schon an der Strippe? Ach richtig, du warst die mit der tollen Körbchengröße. Oh, jetzt hab ich mich schon wieder schlecht benommen. Na, egal. Eins sechzig warst du, nöch. So 'ne kleine Mollige, mit Konfektionsgröße 42 ... Was, nur 36? Na, schlanke Taille is ja nich schlecht. Aber unten ist schon was in der Wäsche, oder? Soll ja schön weich sein, wenn ich mein Bein zwischen deine Schenkel schiebe. Obwohl, bisschen Reibung ist auch nich schlecht, ich krieg ja so gern …«

Warum lege ich nie sofort auf, wenn dieser Typ dran ist?

Vor kurzem hat das ›Stadtmagazin‹ meine Annonce mit der richtigen Größe gratis abgedruckt. Aber viel genützt hat es nicht. Der Einzige, der außer dem nordischen Klaus angerufen hat, war Gernot. Ich habe mich sofort mit ihm zu einer Schnupperstunde im *Estudio Sudamérica* verabredet.

Gernot ist Hautarzt, eins fünfundsiebzig und kam ganz in Weiß gekleidet. Alle anderen Farben würden ihn nervös machen, erklärte er mir. Besonders Schwarz, wo selbst Blutflecken ins Unsichtbare verschwinden würden. Nach einem Blick auf mein schwarzes Kleid fügte er hinzu, nur bei Weiß wisse man wirklich, woran man sei.

Der Tangokurs war eine Idee seines Psychologen. Gernot solle versuchen, seine außerberuflichen Berührungsängste zu überwinden. Es heißt ja, beim Tango bildet der Mann den Rahmen um die Frau. Je sicherer er sie im Griff hat, umso leichter kann sie ihm folgen und ihre Schritte mit Improvisationen verschönern.

Der Tangolehrer war ein Exilargentinier. Groß, breitschultrig und dunkelblau gekleidet. Unter seinem transparenten Seidenhemd wölbte sich eine wollige Brust. Als er sah, wie Gernot mich am ausgestreckten Arm vorwärtsschob, kam er zu Hilfe. Doch kaum hatte er Gernots desinfizierte Hand korrigierend zwischen meine Schulterblätter gedrückt, rutschte sie auch schon wieder zurück an ihre Lieblingsstelle kurz über meinem Hüftknochen. Nach der dritten Korrektur geriet Gernot ins Schwitzen. Er lugte unter seine Achseln, und kaum hatte er die dunklen Flecken auf seinem Hemd bemerkt, schob er mich, als sei er quarantäneverdächtig, noch ein paar Zentimeter weiter von sich weg.

»Man kommt ganz schön ins Schwitzen, nicht wahr?«, sagte ich und zog mich wieder näher an ihn heran.

»Die Transpiration ist nicht mein Problem«, entgegnete Gernot. »Der Lehrer stört mich. Er ist unsympathisch.«

Ich staunte. »Das ist mir gar nicht aufgefallen.«

Kaum hatte ich das gesagt, zog mich der Lehrer aus Gernots Armen. Sein Händedruck schickte Impulse durch meine Wirbelsäule, so zielgerichtet, dass ich mich bis in die Fußspitzen wie von selbst bewegte. Mein verstorbener Vater, der mich als Kleinkind vom

Boden hob, um mich durch die Luft zu wirbeln, feierte in meiner Gefühlswelt Auferstehung. Die führende Hand des Lehrers war das Tablett, auf dem er mich mir selbst servierte. In Sekundenschnelle durchlebte mein Körper die längst fälligen Etappen meiner Spätpubertät. Im Schutz seiner Arme ließ der argentinische Hüne meine Schritte im Sturm seiner Leidenschaft flattern, meine Hüften flohen vor seinen, um sich im nächsten Moment wieder an ihn zu schmiegen, meine Taille staunte über ihre Geschmeidigkeit, meine Füße über ihre Gehorsamkeit und meine Schenkel bebten zitternd nach, als er mich wieder zum Stehen brachte und zum Erwachen vor einem griesgrämigen Gernot, der sich genötigt sah, aufzumucken: »Das haben Sie aber eben nicht so gezeigt.«

Er bekam ein gleichgültiges »Da musste richtig hingucken« zurück und schon zog mein argentinischer Tangolehrer mit der nächsten Schülerin davon.

Ingrimmig schob Gernot seine Hand zwei Zentimeter weiter hinter meine Taille und drückte mich in die Richtung, in die er mich haben wollte. Ich stolperte.

»Du musst dich aber auch führen lassen«, herrschte er mich an. Zur Strafe trat mein rechter Fuß seine leinenbeschuhten Zehen.

»Das wird sie immer wieder machen, wenn du sie

nicht richtig nimmst. Sie kann nicht anders«, unterrichtete ihn im Vorübertanzen der Lehrer.

Gernot blieb stehen. Ob wir uns, bitte schön, einen anderen Kurs aussuchen könnten. Die Lehrer hier seien unerträglich.

»Ja, natürlich«, erwiderte ich und spürte erleichtert, dass er seine schwitzende Hand von meiner Hüfte nahm.

Ohne das Ende der Schnupperstunde abzuwarten, gingen wir. Bevor wir den Saal verließen, schaute ich noch einmal zurück, dahin, wo sich zwei Schulterblätter unter einem Seidenhemd wölbten, flach wie Muscheln im Atlantik.

Im Treppenhaus zögerte ich keine Sekunde, mich von Gernot zu verabschieden. Zum gedämpften Schluchzen eines Tangos streckte ich ihm meine Hand entgegen. Er betrachtete sie lange, ohne einzuschlagen. Stattdessen schlug er sich an die Stirn. Sein letztes Händeschütteln lag Jahre zurück, und erst jetzt war ihm wieder eingefallen, was ich von ihm erwartete. Sekundenschnell flutschten seine Finger in die Höhlung meiner Hand hinein und gleich wieder heraus.

Es hat geklingelt. Vor meiner Wohnungstür steht Hartmut. Durch den Spion kann ich seinen konkav gewölbten Körper bis knapp zu den Schultern erspähen. Er hat schon zum dritten Mal geklingelt, aber ich konnte mich nicht entschließen zu öffnen. Ausgerechnet jetzt, wo ich es doch tue, kommt mein Nachbar mit seiner Partnerin die Treppe herauf. Sie schieben sich an Hartmut vorbei. Ich solle entschuldigen, wenn es ein bisschen lauter werde, sie hätten sich ein Video ausgeliehen, um in seiner Wohnung weiterzuüben.

»Wann fangt ihr denn an?«, fragt er. »In unserem Kurs sind noch Plätze frei. Ich glaube, die machen heute sogar eine Schnupperstunde.«

Wortlos schaut Hartmut die fünfzig Zentimeter bis zu mir herunter.

Mein Nachbar wird rot. Er haspelt eine Entschuldigung und verschwindet mit seiner Partnerin.

Hartmuts Blick fixiert noch immer meinen Scheitel.

»Du hast versprochen, dass du dich freust.«

Erst jetzt entdecke ich die violetten Blumen vor seinem lila karierten Hemd. Ich hole sie herunter.

»Warum schenkst du mir die eigentlich?«

»Ist das deine Art, dich zu freuen?«, fragt er zurück.

Unfähig zu antworten, starre ich in die Samenbettchen der Blüten, als könnten die mir sagen, was Hartmut von mir will.

»Willst du mich nicht hereinbitten?«, fragt er. Das will ich ganz bestimmt nicht, mein Türrahmen ist höchstens eins neunzig hoch, aber bevor ich ihm das erklären kann, muss ich ans Telefon.

Gernot hat die Suche nach einer neuen Tangoschule immer noch nicht aufgegeben. Bis jetzt waren mir alle zu teuer, zu weit weg oder sie hatten zu lange Anmeldezeiten. Eine Schule in seiner Nähe – er wohnt in Halensee – bietet Tangomerchandising. Er hat mich gefragt, ob ich von dort etwas brauche. Ich dachte, wenn jemand unbedingt ausgenutzt werden will, soll man nicht zögern, und bestellte einen Tangorock. Knielang, glockenförmig, vielleicht mit Blumenmuster. Ich hatte dabei die geheimnisvollen dunklen Röcke im Ballhaus Rixdorf vor Augen. Gestern kam das Paket. Der Rock ähnelt einer Kittelschürze meiner Mutter. Weiß mit rosa Kornblumen. Ich bin ein dunkler Typ. Schwarze Haare, dunkle Augen, dunkler Teint. Sooft Gernot mich gesehen hat, habe ich schwarze Sachen getragen. Wie kommt er darauf, mir diese weiße Abscheulichkeit zu besorgen?

»Wie kommst du darauf, mir diese weiße Abscheulichkeit zu besorgen?«, frage ich ihn am Telefon. »Gab es keinen anderen?«

»Doch, noch einen schwarzen mit grauen Blumen, der sah aber ganz deprimierend aus.«

»Kannst du den Rock bitte umtauschen?«, frage ich beherrscht.

»Nein, das Geschäft hat gestern zugemacht.«

»Du hättest mich anrufen können! Ich habe für solche Fälle ein Funktelefon.«

»Ich finde Funktelefone unhöflich.«

Hartmut steckt seinen Oberkörper durch meinen Türrahmen und sein Blick klagt meine Gastfreundschaft ein. Ich winke ihn herein, während ich am Schweigen in der Leitung merke, dass auch Gernot sich ungerecht behandelt fühlt.

»Ich bin dir nicht böse«, lüge ich, dass mein Herz sich krümmt. »Ich hätte die Sache selbst in die Hand nehmen sollen. Das Geld bekommst du natürlich.«

Aus der Nachbarwohnung erklingt ein Tango vom Videoband und lässt meine Gedanken an vergeudete hundert Mark zu quälendem Verlustschmerz anschwellen. Mein krummes Herz verhärtet sich und wird spröde wie ein Pfefferminzbonbon. Aus meiner Küche höre ich es scheppern.

»Gernot, ich ruf dich später zurück«, behaupte ich und lege auf.

In der Küche schiebt Hartmut seinen Arm in meinen Geschirrschrank und auf dem Herd tuckert mein Wasserkessel eifrig vor sich hin.

»Was machst du da?«, frage ich. Anstelle einer Antwort stürzt meine Lieblingstasse in die Tiefe.

»Oh, tut mir leid«, sagt Hartmut schleppend und

lässt sich auf einen Küchenstuhl fallen. »Warum kann bei mir nicht ein einziges Mal etwas klappen, nicht einmal Kaffee kochen kann ich.«

»Ich will keinen Kaffee«, sage ich und kehre die Scherben zusammen.

»Du kannst auch was anderes trinken«, sagt Hartmut.

»Ach ja? Gestattest du mir das?«

»Was ist das für ein Tonfall? Ich bin schon deprimiert genug. Da kann ich so was nicht gebrauchen«, klärt Hartmut mich auf.

Als ahne mein Nachbar, wie mir zumute ist, dreht er die Lautstärke auf, und der langsamste Tango, den ich je gehört habe, dringt durch die Wand. Ich lasse meine Frühstückstasse, die mir seit Jahren jeden Morgen zur Seite stand, Scherbe um Scherbe in den Eimer klirren. Hinter mir flüstert Hartmut verhaltene Schicksalsklagen. Aber ich weigere mich, ihn zu trösten. Ich gehe ans Telefon.

»Hier ist noch mal Gernot. Ich wollte dir sagen, dass ich endlich die richtige Tangoschule für uns gefunden habe. In Kreuzberg. Gleich bei dir um die Ecke. In einer Stunde ist Schnupperkurs. Können wir uns da treffen?«

»Nein.«

»Aber es kostet fast nichts.«

»Ich kann jetzt nicht.«

»Langsam habe ich das Gefühl, du willst gar nicht Tango tanzen lernen.«

Nebenan werden Möbel zur Seite gerückt.

»O doch, und wie«, sage ich.

»Kann es vielleicht sein, dass du nicht mit *mir* tanzen willst?«

»Du hast ganz schön lang gebraucht, um das zu begreifen«, sage ich und lege auf, denn jetzt kommt mir Hartmut entgegen. Ein Tablett voller Geschirr schwebt vor seiner Brust.

»Kaffee ist fertig«, ruft er, als hätten wir unseren zehnten Hochzeitstag.

»Ich wollte keinen Kaffee«, erinnere ich ihn.

Bestürzt lässt er das Tablett aus seinen Händen gleiten.

Nebenan quetscht und dehnt sich das Bandoneon, Luft rein, Luft raus, ein hyperventilierender Blasebalg, der mein Herz mit Lust füllt, sich in tausend Stücke zu versprengen.

»Und-Schritt-und-Schritt«, skandiert der Videolehrer durch die Wand. Ich öffne die Tür zum Treppenhaus, damit Hartmut ihn besser hören kann.

Ein Tango wie Marschmusik und Hartmut muss raus, ob er will oder nicht.

»Und-eins-und-zwei-und-drei-und-vier«, feuere

ich seine Beine an, er nimmt die Stufen im Takt, bei jedem Absatz dreht er sich um.

»So intolerant wie du war noch keine! Was bildest du dir eigentlich ein?«

»Was bildest du dir eigentlich ein?«, schreit Gernot durch das Telefon. »Meinst du, du hast dich besser angestellt? Du hättest mal sehen sollen, wie du an diesem Lehrer gehangen hast, wie ein Nachthemd am Kleiderbügel, das sah völlig lächerlich aus.«

Ich knalle den Hörer auf die Gabel, doch der schrillt Protest.

»Ich will überhaupt keinen Tango tanzen, ich habe die Nase voll«, schreie ich in die Leitung.

»Na, das is doch prima«, sagt Klaus aus dem Norden. »Da können wir ja gleich zur Sache kommen.«

Im Takt des Nachbartanzes schließe ich die Tür, ziehe das Telefonkabel aus der Wand und schalte die Klingel, die Sturm läutet, ab.

Ich knie auf dem Boden nieder und angele die Scherben aus dem Kaffee. Nebenan weinen Geigen in höchsten Kadenzen. Mein Herz schrumpft zusammen wie eine vertrocknete Feige und hüllt sich in blaue Seide ein.

Heute habe ich meinen Nachbarn auf der Treppe getroffen. Seine Partnerin hat ihn sitzen lassen. Angeblich hat sie Rückenprobleme, weil seine Hand zu fest zwischen ihren Schulterblättern saß. Und sie habe auch keine Lust mehr, sich ständig neue Strumpfhosen zu kaufen, um sie an den Nieten seiner Hosen aufzureißen.

»Aber darüber kann man doch reden«, sagte ich.

Er wurde rot. »Ich glaube, die Wahrheit ist, dass sie nicht mit mir tanzen will.«

»Das glaube ich nicht«, habe ich behauptet und fügte hinzu: »Diese Frau wird nie wieder einen Partner finden, der sie so gut hält, wie du es getan hast.«

Heute Abend gehen wir zusammen ins Steakhouse. Mein Nachbar ist der Einzige, mit dem ich darüber reden kann, dass es einfach nicht möglich ist, in Berlin Tango zu tanzen.

HEINRICH BÖLL

Anekdote zur Senkung der Arbeitsmoral

In einem Hafen an der westlichen Küste Europas liegt ein ärmlich gekleideter Mann in seinem Fischerboot und döst.

Ein schick angezogener Tourist legt eben einen neuen Farbfilm in seinen Fotoapparat, um das idyllische Bild zu fotografieren: blauer Himmel, grüne See mit friedlichen, schneeweißen Wellenkämmen, schwarzes Boot, rote Fischermütze. Klick. Noch einmal: klick, und da aller guten Dinge drei sind und sicher sicher ist, ein drittes Mal: klick.

Das spröde, fast feindselige Geräusch weckt den dösenden Fischer, der sich schläfrig aufrichtet, schläfrig nach seiner Zigarettenschachtel angelt; aber bevor er das Gesuchte gefunden, hat ihm der eifrige Tourist schon eine Schachtel vor die Nase gehalten, ihm die Zigarette nicht gerade in den Mund gesteckt, aber in die Hand gelegt, und ein viertes Klick, das des Feuerzeuges, schließt die eilfertige Höflichkeit ab. Durch jenes kaum messbare, nie nachweisbare Zuviel an flinker Höflichkeit ist eine gereizte Verlegenheit entstanden, die der Tourist – der Landessprache mächtig – durch ein Gespräch zu überbrücken versucht.

»Sie werden heute einen guten Fang machen.«

Kopfschütteln des Fischers.

»Aber man hat mir gesagt, dass das Wetter günstig ist.«

Kopfnicken des Fischers.

»Sie werden also nicht ausfahren?«

Kopfschütteln des Fischers, steigende Nervosität des Touristen. Gewiss liegt ihm das Wohl des ärmlich gekleideten Menschen am Herzen, nagt an ihm die Trauer über die verpasste Gelegenheit.

»Oh, Sie fühlen sich nicht wohl?«

Endlich geht der Fischer von der Zeichensprache zum wahrhaft gesprochenen Wort über. »Ich fühle mich großartig«, sagt er. »Ich habe mich nie besser gefühlt.« Er steht auf, reckt sich, als wollte er demonstrieren, wie athletisch er gebaut ist. »Ich fühle mich phantastisch.«

Der Gesichtsausdruck des Touristen wird immer unglücklicher, er kann die Frage nicht mehr unterdrücken, die ihm sozusagen das Herz zu sprengen droht: »Aber warum fahren Sie dann nicht aus?«

Die Antwort kommt prompt und knapp. »Weil ich heute Morgen schon ausgefahren bin.«

»War der Fang gut?«

»Er war so gut, dass ich nicht noch einmal auszufahren brauche, ich habe vier Hummer in meinen Körben gehabt, fast zwei Dutzend Makrelen gefangen ...«

Der Fischer, endlich erwacht, taut jetzt auf und klopft dem Touristen beruhigend auf die Schultern. Dessen besorgter Gesichtsausdruck erscheint ihm als ein Ausdruck zwar unangebrachter, doch rührender Kümmernis.

»Ich habe sogar für morgen und übermorgen genug«, sagt er, um des Fremden Seele zu erleichtern. »Rauchen Sie eine von meinen?«

»Ja, danke.«

Zigaretten werden in Münder gesteckt, ein fünftes Klick, der Fremde setzt sich kopfschüttelnd auf den Bootsrand, legt die Kamera aus der Hand, denn er braucht jetzt beide Hände, um seiner Rede Nachdruck zu verleihen.

»Ich will mich ja nicht in Ihre persönlichen Angelegenheiten mischen«, sagt er, »aber stellen Sie sich mal vor, Sie führen heute ein zweites, ein drittes, vielleicht ein viertes Mal aus und Sie würden drei, vier, fünf, vielleicht gar zehn Dutzend Makrelen fangen ... stellen Sie sich das mal vor.«

Der Fischer nickt.

»Sie würden«, fährt der Tourist fort, »nicht nur

heute, sondern morgen, übermorgen, ja, an jedem günstigen Tag zwei-, dreimal, vielleicht viermal ausfahren – wissen Sie, was geschehen würde?«

Der Fischer schüttelt den Kopf.

»Sie würden sich in spätestens einem Jahr einen Motor kaufen können, in zwei Jahren ein zweites Boot, in drei oder vier Jahren könnten Sie vielleicht einen kleinen Kutter haben, mit zwei Booten oder dem Kutter würden Sie natürlich viel mehr fangen – eines Tages würden Sie zwei Kutter haben, Sie würden …«, die Begeisterung verschlägt ihm für ein paar Augenblicke die Stimme, »Sie würden ein kleines Kühlhaus bauen, vielleicht eine Räucherei, später eine Marinadenfabrik, mit einem eigenen Hubschrauber rundfliegen, die Fischschwärme ausmachen und Ihren Kuttern per Funk Anweisung geben. Sie könnten die Lachsrechte erwerben, ein Fischrestaurant eröffnen, den Hummer ohne Zwischenhändler direkt nach Paris exportieren – und dann …«, wieder verschlägt die Begeisterung dem Fremden die Sprache. Kopfschüttelnd, im tiefsten Herzen betrübt, seiner Urlaubsfreude schon fast verlustig, blickt er auf die friedlich hereinrollende Flut, in der die ungefangenen Fische munter springen. »Und dann«, sagt er, aber wieder verschlägt ihm die Erregung die Sprache.

Der Fischer klopft ihm auf den Rücken, wie einem

Kind, das sich verschluckt hat. »Was dann?«, fragt er leise.

»Dann«, sagt der Fremde mit stiller Begeisterung, »dann könnten Sie beruhigt hier im Hafen sitzen, in der Sonne dösen und auf das herrliche Meer blicken.«

»Aber das tu ich ja schon jetzt«, sagt der Fischer, »ich sitze beruhigt am Hafen und döse, nur Ihr Klicken hat mich dabei gestört.«

Tatsächlich zog der solcherlei belehrte Tourist nachdenklich von dannen, denn früher hatte er auch einmal geglaubt, er arbeite, um eines Tages einmal nicht mehr arbeiten zu müssen, und es blieb keine Spur von Mitleid mit dem ärmlich gekleideten Fischer in ihm zurück, nur ein wenig Neid.

KARLA SCHNEIDER

Kartoffeltorte

In der Küche war es kalt. Feuer machen durfte ich noch nicht allein. Draußen war es längst dunkel, und in der Küche nicht viel heller. Stromsperre – wie jeden Abend. Aber wenigstens eins von den kleinen braunen Tellerlichtern hatte ich mir angezündet. Der Monat hieß November, das Jahr 46, und in zwei Tagen war mein Geburtstag. Der sechste.

»So«, sagte meine Mutter und wuchtete den Rucksack vom Rücken, »immerhin – zwanzig Pfund Kartoffeln und ein Vierpfundbrot. Die Hamsterei hat sich gelohnt. Wenn du willst, kannst du jemanden einladen, eine oder zwei.« Dann ließ sie sich auf den Küchenstuhl fallen und pustete eine Weile erschöpft vor sich hin.

Bevor ich nach nebenan ins Bett musste, fiel ein Zauberwort: *Kartoffeltorte.* Ich kannte Kartoffelbrei, Kartoffelsuppe, Bratkartoffeln, Stampfkartoffeln, Rotzfädelsuppe (aus rohen geriebenen Kartoffeln), Kartoffelklöße und Kartoffelkeulchen. Aber Torte?

»Was ist'n das? Auch was zum Essen?«

Meine Mutter schloss als Antwort für einen Moment verzückt die Augen und machte »mmm«. Jetzt wurde ich noch neugieriger. Eine Torte, so erfuhr ich endlich, war ein Kuchen mit Füllung innen und Puderzucker außen. Eine Art Edelkuchen also, wie ja auch Edelsteine nicht mit gewöhnlichen Steinen zu vergleichen waren und der Edelmann beim Abzählen gleich hinter Kaiser und König kam. Ein Edelkuchen aus gekochten, geriebenen Kartoffeln, mit echtem Süßstoff, aufgespartem Eipulver und Puderzucker.

Gewöhnlicher Zucker, das waren feuchte braune Klumpen, glasig wie der Sand in der Kiesgrube. Puderzucker aber gab es nur in einer kleinen Spitztüte, ein sanftes weißes Pulver, von dem bei außergewöhnlichen Anlässen ein paar Bröckchen durch ein Sieb gerührt wurden, zum Beispiel letzte Weihnachten über den Stollen. Oder jetzt zu meinem sechsten Geburtstag über diese *Kartoffeltorte.* Anschließend wurde er immer wieder versteckt. Jedenfalls fand ich ihn nie, so gründlich ich auch danach suchte.

Vom Bett aus, durch den offenen Türspalt zwischen Schlafzimmer und Küche, sah ich das Flackern vom Tellerlicht. Meine Mutter ließ immer eins brennen, weil ich sonst nicht einschlief, und wer wusste schon, wann der Strom wieder eingeschaltet würde. Sie war über den Flur gegangen zu Tante Lotte und Oma Schüller, wie jeden Abend.

Ich schob die zu heiße Wärmflasche auf die andere Seite vom Ehebett, dorthin, wo nachher meine Mutter schlief. Der Rand vom Nachttopf war eisig. Unsere Wohnung hatte kein Klo. Am Tag gingen wir rüber zu Tante Lotte und Oma Schüller.

Der Ostwind bollerte mit Fäusten gegen die Fensterläden. Das Staket, an dem noch Reste vom wilden Wein hingen, schabte an der Hauswand, als wollte es sich durchschaben bis ins Schlafzimmer. Manchmal riefen sich die Käuzchen, dann zog ich mir die Bettdecke über den Kopf. Manchmal knabberte es unter den Dielen und in den Wänden, das waren die Mäuse: »Ich warte direkt drauf, dass das Haus einstürzt«, sagte meine Mutter oft, »die Bude muss ja schon völlig zernagt sein!«

Einzig Weihnachten war stärker als das alles – und Geburtstag. Und die Abende davor, wenn man daran dachte, wie alles sein würde.

Ob ich einen neuen Schieferkasten bekäme? Einen doppelstöckigen, lackiert und mit Abziehbildern auf dem Deckel? Mein alter war zwar noch gar nicht alt, aber mit Abstand der scheußlichste in der ganzen Klasse. Nur rohes Holz, das beim Auf- und Zuschieben splitterte.

Seit August ging ich in die Schule. Wir mussten in den Nachbarort, nach Wachwitz. Über Nacht war aus einem Händchen-Kind die Besitzerin einer Monatskarte geworden. Ganz allein fuhr ich jetzt mit der Straßenbahn. Ich konnte auch schon ein bisschen lesen und Äpfel zusammenzählen. Und schreiben auf der Schiefertafel.

Ob ich das Buch bekäme, das im Schreibwarengeschäft im Schaufenster gelegen hatte? Seit ein paar Tagen war es nicht mehr da. Auf dem Titelbild tanzte eine rosa Elfe mit einem zipfelmützigen Zwerg. Ich war ganz verrückt nach Elfen und Zwergen und wusste, dass es sie gab, irgendwo. Sie machten sich bloß unsichtbar, das konnte ich verstehen.

Wen sollte ich einladen? Helga saß zwar nicht neben mir, aber wir waren die Einzigen, die zusammen das letzte Stück gingen, wenn die anderen aus unserem Ort schon in ihren Häusern verschwunden waren. So was verbindet. Außerdem war Helga beliebt. In der Hofpause wollten immer alle ihre Hände anfassen, wenn wir Kreisspiele machten. Ninni sagte, sie fände, Helga sähe aus wie Schneewittchen. Das konnte ich nie überbieten, auch wenn ich meine Haare hundert Jahre wachsen ließe nicht.

Ninnis Haar war hell und dünn wie bei einem Vogeljungen, und ihre Stimme gurrte beim Lachen. Ninni wurde von einer Tante erzogen, weil ihre Eltern fast nie zu Hause waren. Künstler, sagte meine

Mutter. Ninni erlebte Sachen, wie sie sonst nur in Geschichten vorkamen, und erzählte sie uns oft auf dem Heimweg, wenn sie nicht gerade fehlte. Sie fehlte oft.

Ich konnte Ninni nicht zeigen, dass ich sie mochte, viel mehr als Helga mit ihren Schneewittchenzöpfen. Aber ich würde in der Pause zu ihr hingehen und sie einladen. Vielleicht, wenn Ninni hörte, dass Helga auch da sein würde … überhaupt: zu einer Geburtstagseinladung musste man kommen!

Am anderen Tag stellte ich mich in der ersten Pause vor Helgas Pult: »Ich hab morgen Geburtstag und lade dich ein. Es gibt Kartoffeltorte.«

»Ich hab auch bald Geburtstag«, verkündete Helga. »Ich krieg eine Puppenstube, und meine Mutter lässt mir ein Smok-Kleid machen.«

Dann zu Ninni. Ganz beiläufig, das Marmeladenbrot in der Hand, das schon durchgeweicht war: »Willst du auch zu meinem Geburtstag kommen? Morgen Nachmittag?« Schnell abbeißen, ehe sie vielleicht den Kopf schüttelte.

Ninni freute sich über das ganze Gesicht. »Aber ich muss erst meine Tante fragen.«

Mir fiel plötzlich Ninnis Schilderung vom Geburtstag ihrer Künstlertante in Rockau ein: alle Erwachsenen in chinesischen Kostümen, Ninni selbst als »Pfirsichblütlein«, mit Musik und Polonäse durch das ganze Haus. Wenn ich meine Mutter herumkriegen könnte, dass wir morgen ausnahmsweise die Kartons mit den Faschingshüten von früher aus der Bodenkammer holen durften? Da waren Kronen drin und ein grünes Strohhütchen mit roten Puscheln, Türkenfez und Dreispitz aus Krepppapier, samtene Boleros, Zigeunerketten und ulkige Brillen mit Bart dran. Aber ich wusste nur zu gut, dass sie das niemals erlauben würde.

»Helga kommt auch«, lockte ich weiter, immer noch an Ninnis Pult gelehnt, »und es gibt Kartoffeltorte. Innen mit Füllung und außen mit Puderzucker.«

»Kann ich auch kommen?« Die Schindler-Gisela, ein großes derbes Mädchen aus Wachwitz, die bisher kaum ein Wort mit mir gewechselt hatte, schlang stürmisch den Arm um meine Schultern. »Bitte! Ich bin noch nie auf einem Geburtstag gewesen! Isst du die Bemme nicht auf? Dann gib sie mir.«

Im Umarmungsgriff der Schindler-Gisela festgeklemmt, überließ ich ihr mein Brot und sagte »meinetwegen«.

»Danke, du! Ich komme auch ganz zeitig!« Dann drückte sie mich noch mal mit beiden Armen, stopfte sich den Rest des Marmeladenbrots in den Mund und rannte los, um auch zwischen den anderen Bänken für meinen Geburtstag Reklame zu machen. Immer wieder sah ich, dass Köpfe nach mir gedreht wurden und Mitschüler, die sich bisher noch nie um mich geschert hatten, erwartungsvoll zu mir herüber grinsten. Bis zur Hofpause war aus der Kartoffeltorte eine Art Pfefferkuchenhaus geworden.

Möhren wurden mir zum Abbeißen hingehalten, selbstgemalte Anziehpuppen und Kreisel in Aussicht gestellt, Privatstunden in Seilspringen und Ballprobe angeboten – Disziplinen, in denen ich nicht gerade glänzte. Eine warme Woge schlug über mir zusammen.

»Lädst du keine Jungs ein?«, fragte lauernd der dicke Kunert, der mir sonst immer den Weg verstellte, wenn er mich beim Einholen traf.

»Nee, das fehlte noch!«, schrie die Traube bester Freundinnen, die nicht von meiner Seite wich.

»Ihr würdet uns bloß alles wegfressen, ihr!«

»Aber mich, stimmt's? Mich hast du eingeladen!«

Ich nickte, schwach und selig.

Auf dem Nachhauseweg wurde mir etwas unbehaglich. Mir war die Übersicht über meine eingeladenen Gäste abhandengekommen, und ich beschloss, meiner Mutter nichts davon zu sagen. Ich kannte sie gut genug, um zu wissen, was dann käme. Sie würde darauf bestehen, bis auf Helga und Ninni alle wieder auszuladen. Diese Schande hätte ich nicht überlebt.

Am nächsten Morgen erwischte ich die Straßenbahn nur mit knapper Not. Der neue Schieferkasten – doppelstöckig, lackiert und mit einem Rosenmedaillon auf dem Deckel – musste doch eingeräumt werden, sofort. Das Buch mit der rosa Elfe und dem Zwerg und den Irrlichtern im Moor wurde mir mit Gewalt entrissen, bevor ich es richtig durchgeblättert hatte. Noch ein Aufenthalt: in der Kälte der Diele prangte und duftete auf einem Beistelltisch das Wunderwerk. Die Kruste dunkelbraun wie geröstetes Brot, von oben her ganz dünn beschneit. Und nicht etwa so ein flacher Klantsch, den man vom Blech abkratzen musste, wollte man überhaupt was auf dem Teller haben – nein, das hier war so hoch, wie ich Daumen und kleinen Finger gerade noch spreizen konnte.

Wäre ich nicht stehengeblieben und mit Zauberfäden zum Tisch hingezogen worden, um den angeleckten Finger in den Puderzucker zu stippen, hätte meine Mutter mich nicht mehr eingeholt: »Halt! Du kannst doch bei dem Ostwind nicht mit bloßem Kopf rausgehen!«

Dann stülpte sie mir das dritte Geschenk über – eine gelbe Filzkappe. So gelb wie das Zeug, das Tante Lottes Säugling in die Windeln machte, und mit lilarosa Stickerei auf den eingesetzten gebauschten Ohrenteilen. Meine Mutter nannte das Monstrum

»Siebenbürger Häubchen« und erklärte mir, von welcher entfernten Verwandten, der ich doch nie etwas getan hatte, es extra für mich angefertigt worden sei. Dabei verknotete sie die Bänder.

Mit zitterndem Kinn sah ich in den Garderobenspiegel: ein blasses, sehr finsteres Gesicht, umrahmt von einem Ding, wie es in den Märchenbüchern nur die bösen Feen und alten Weiber aufhatten. Durfte man Geburtstagskinder so auf die Straße schicken?

Mein Auftritt mit dem gelben Ungetüm spaltete die Klasse augenblicklich in zwei Lager. Sämtliche Jungen brachen in Gebrüll aus, johlten und deuteten mit ausgestreckten Zeigefingern auf mich. Auch die nicht eingeladenen Mädchen hielten sich an meiner Kostümierung schadlos: »Hexe Hexe Kaukau, morgen kommt der Wauwau …«

Die Eingeladenen versuchten zu mir zu halten, auch wenn die Lachlust sie fast zerriss. Ich schluckte am Tränenkloß, knautschte meine Filzhaube in den Ranzen und stellte ohne Freude den neuen Schieferkasten auf die Bank, schob die oberste Etage beiseite und wieder zurück, bis endlich der Lehrer kam.

Die Schindler-Gisela erschien tatsächlich als Allererste. (Ich hatte insgeheim gehofft, dass die Wachwitzer Kinder unser Haus im fremden Ort nicht finden würden.) Sie überreichte mir ein Buch ›Andersens Märchen‹ mit verschnörkelten Buchstaben und ohne ein einziges Bild. Es begann mit Seite 28, und alle Seiten hingen nur noch an Fäden.

»Bei uns liest niemand so was«, sagte Gisela fröhlich und half meiner Mutter, den Tisch vom Fenster in die Mitte der Küche zu rücken. »Aber du hast ja gesagt, du magst Bücher.«

Helga traf ein, dann Bärbel Wagner und Annelore Krauß. Meine Mutter holte Stühle aus dem Wohnzimmer herüber, das von uns nie benutzt wurde. »Stoßt mir aber nicht an die Politur, Kinder!« Noch mal Malzkaffee aufsetzen. Nach kurzem Zögern, weil wir nur drei Alltagstassen hatten, borgte meine Mutter Tassen von Oma Schüller.

»Soll ich den Bälgern etwa mein Meißner Weinlaubservice hinstellen?«, hörte ich sie im Treppenhaus das Dilemma erklären.

Dann klingelte es kurz hintereinander noch dreimal: Brigitte Sinner, Marianne Wild, Irene Rose. Küche und Diele füllten sich mit dem Duft der Winterastern. Alle hatten Winterastern mitgebracht – kieselrote, gelbe, eichhörnchenbraune. Es roch schön und festlich nach Blumen und brodelndem Malzkaffee. Ganz zuletzt kam endlich Ninni in einem hellblauen Häkelkleid mit weißer Angorabaskenmütze.

Meine Gäste und ich trugen Kleider, die wir noch nie in der Schule angehabt hatten. Alle Röcke reichten kaum bis in die Mitte der Schenkel, und bei allen sah man das Nackte zwischen Strumpf und Strumpfhaltern. Alle hatten wir einen scharfen Scheitel und gebügelte Haarschleifen, Ninni ein Kränzchen aus Papierblumen.

»Wie viele kommen denn noch? Hast du die halbe Klasse eingeladen?«, fauchte mich meine Mutter an und reichte Ninni die Hand, als sei Ninni unsichtbar und könne es nicht hören. »Na, dann seht mal zu, wie ihr Platz findet.«

Ich hatte Ninnis Geschenk auf dem Schoß und wickelte es aus: ein Packen loser Kalenderblätter in Grau und Braun, und auf allen waren Elfen, Hutzelmännlein, Feen und Königskinder abgebildet. Unter den Bildern standen Titel wie ›Magnolie‹, ›Vorbereitung zum Fest‹, ›Die Verwandlung‹ oder ›Die goldene Kugel‹.

Mir kamen jähe Zweifel, ob diese Herrlichkeiten wirklich für mich seien. So etwas gab es nirgends zu kaufen. Niemand verschenkte freiwillig so etwas. »Die hast du bloß zum Angucken mitgebracht, stimmt's? Die nimmst du doch wieder mit, oder?«

Ninni lachte über mich, es gurrte und kollerte in ihrer Kehle.

»So«, sagte meine Mutter und stellte eine Platte dünn bestrichener Brotscheiben mit Vierfruchtmarmelade auf den Tisch. Die sechs Kerzen im Holzring wurden angezündet. »Möchte jemand Kaffee nachgeschenkt haben? Und wer mal aufs Klo muss, klingelt nebenan, die wissen Bescheid. Ich geh jetzt rüber zu Oma Schüller. Hier kommt man sich ja vor wie im Hamsterzug-Abteil!«

Acht Gesichter suchten fassungslos in der engen Küche nach etwas Bestimmtem, aber da war nur der graublaue Ölanstrich der Wände, auf dem Herd summte Wasser im Topf, für den Abwasch nachher. Die Fensterscheiben waren beschlagen und weinten silbrige Tränen. Niemand rührte die Marmeladenbrote an. Dann richteten sich acht Paar Augen, Aufklärung verlangend, auf mich.

»Mutti!« Ich schob den Stuhl zurück und rannte hinter meiner Mutter her. »Du hast die Kartoffeltorte vergessen!«

Ich erwartete, dass sie sich mit dem üblichen »Ach Gott ja, wie dumm von mir« an die Stirn fassen würde.

»Du glaubst doch nicht im Ernst, dass ich meine damastenen Tischtücher opfere, einen Tag lang damit bei den Bauern hausieren gehe und mich krumm schleppe, um die Torte dann an irgendwelche Rotznasen zu verfüttern, die ich noch nicht mal kenne! Haben die dich denn schon mal eingeladen? Zwei waren erlaubt, mehr nicht. Die könnten dankbar sein, dass sie Marmeladenbrote kriegen. Schluss, aus, basta!« Bei »basta« schlug meine Mutter Oma Schüllers Tür hinter sich zu.

Eben noch war ich ein Geburtstagskind gewesen, geehrt und glücklich im rußschwarzen Samtkleid, mit Ninni auf dem Platz neben mir. Vielleicht sah ich noch immer aus wie ein Geburtstagskind, aber innen spürte ich, wie ich verwandelt wurde, verzaubert, verhext. Das Geburtstagskind war tot.

Das verwandelte Ich schaute sich um. In der Diele war das, was ich jetzt suchte, nicht mehr. Aber ich ahnte, wo es sein könnte. Zielstrebig durchquerte ich die Küche und ging ins Schlafzimmer. Ungeschickt nahm ich meine Beute vom Toilettentisch mit den drei Spiegeln und balancierte die Last Schrittchen für Schrittchen in die Küche hinüber. Das Mirakel. Den Edelkuchen. Die *Kartoffeltorte.*

Die Schindler-Gisela wusste, wie man so etwas aufschneiden musste. »Zuerst längs durch die Mitte, dann jede Hälfte noch mal durch und von den vier Stücken dann jedes durch drei.«

Wir sahen zu, wie sie mit dem stumpfen Messer säbelte und dabei die Zunge im Mundwinkel kreisen ließ. Drei Stück blieben übrig – eins für meine Mutter, eins für Tante Lotte und eins für Oma Schüller. Neun gehörten uns.

Ich verteilte große Gabeln. Keiner sagte Pieps. Es war so still in der Küche, als seien wir alle eingeschlafen. Zuerst die braune Kruste mit dem Puderzucker wie Neuschnee auf der Kirschbaumrinde im Garten. Dann der krümelige, leicht feuchte Teig im Mund, und in seiner Mitte das süße Herz, die rote Füllung – etwas wie Johannisbeerkompott, aber natürlich viel besser.

Ehe ich die drei Reststücke zurück ins Schlafzimmer stellte, brachten neun angeleckte Zeigefinger den Teller auf Hochglanz. Es war doch allerhand Puderzucker abgefallen beim Aufschneiden.

»Was spielen wir jetzt?«

Wieder nahm die Schindler-Gisela die Sache in die Hand.

»Zuerst mal ›Herr Kapitän‹. Kennt ihr nicht? Umso besser, das gibt mehr Spaß. Du holst jetzt einen Bademantel und einen Schepper«, befahl sie mir. Der straff gehaltene Ärmel des Bademantels diente als Sprachrohr zwischen dem Kapitän, der unterm Bademantel hockte, also im Bauch seines sinkenden Schiffes, und dem Matrosen im Ausguck, gespielt von der Schindler-Gisela.

»Herr Kapitän, Eisberg in Sicht!« Worauf der Kapitän immer den gleichen Satz zu sagen hatte: »Lass kommen, was da kommen will.«

Auch als das Schiff aufgeschlitzt wurde, das Wasser immer mehr eindrang, das Schiff sich schief legte und zuletzt unterging. Zum Schluss des Zwiegesangs wurde ein Schwall Wasser in das Rohr gekippt, den der ahnungslose Kapitän voll ins Gesicht bekam.

Es war furchtbar lustig, vor allem dann, wenn man nicht selbst Kapitän war. Als ich den Schepper aus dem Küchenschrank geholt hatte, ein blechernes Halblitergefäß, hatte ich den Teppichklopfer an der Innenseite des Schranks hängen sehen. Er hatte ganz leicht geschaukelt, als sei er lebendig. Ich hätte ihn oben auf dem Buffet verstecken können, ganz hinten an der Wand, wo man ihn nicht sah. Aber er war mir immer noch lieber als die Hände meiner Mutter.

ALOIS BRANDSTETTER

Die Mutter

Jährlich um Martini fing meine Mutter eine Gans, schlachtete sie und putzte sie und stopfte sie aus, dann verpackte die Mutter die Gans und schickte mich mit ihr zum Herrn Pfarrer. Ich soll an der Tür läuten, hat meine Mutter gesagt, und wenn der Pfarrer aufmacht, muss ich schön Grüß Gott, Hochwürden, sagen und sagen, da schickt mich meine Mutter mit einer Kleinigkeit, und die Gans soll dem Hochwürden gut schmecken, gelobt sei Jesus Christus. Ich darf aber in meiner Unbeholfenheit die Gans nicht wieder auf den Boden fallen lassen vor Aufregung, hat meine Mutter gesagt, wie ich es auch schon gemacht habe. Ich muss dem Hochwürden in die Augen schauen, wenn ich sage, hier schickt mich meine Mutter mit einer Kleinigkeit, und Hochwürden soll sich, bitte, die Gans gut schmecken lassen, gelobt sei Jesus Christus. Wenn der Herr Pfarrer sagt Vergelt's Gott, dann muss ich antworten Segne's Gott. Und wenn mir der Pfarrer den Segen erteilt, hat meine Mutter gesagt, dann muss ich mich niederknien und das Kreuz schlagen. Ich darf aber nicht, wie ich es sonst immer tue, einfach mit dem Daumen einen schlampigen Fahrer übers Gesicht zur Brust machen, sondern ich muss drei schöne Kreuzerl auf Stirn, Mund und Brust zeichnen, und wenn Hochwürden sagt, es segne dich der allmächtige Gott, der Vater, der Sohn und der Heilige Geist, dann muss ich schön laut Amen sagen. Dann muss ich mich wieder erheben, hat meine Mutter gesagt, aber ich muss mir nicht gleich umständlich die Knie abputzen, wie ich es sonst immer mache, als ob die gute Köchin des Herrn Pfarrer das Vorhaus nicht gut geputzt hätte, das soll ich später machen, wenns notwendig ist, wenn mich niemand mehr sieht, auf dem Heimweg. Und jetzt soll ich mich gleich auf den Weg machen, hat meine Mutter gesagt. Ich soll aber allein gehen, hat meine Mutter gesagt, und nicht wieder den Keser Fritz und vielleicht den Plenk Toni abholen, die Gans ist fett, aber so schwer auch nicht, dass ich sie nicht allein tragen kann, dass ich sie vielleicht unterwegs wieder irgendwo ins Gras schmeiße und mit dem Keser und dem Plenk Bachwaten gehe und nach Binderschlögeln suche und Tierquälereien begehe, wie ich es leider voriges Jahr gemacht habe, weil uns der Neurichter Matthias gesehen und der Mutter alles erzählt hat. Und auch der Herr Pfarrer hat sich voriges Jahr sehr gewundert, weil die Verpackung ganz zerfetzt war und die arme Kreatur war bis zur Unkenntlichkeit entstellt. Das darf nicht wieder vorkommen, hat die Mutter gesagt. Eine solche Gans, wie ich sie voriges Jahr zugestellt habe, hat die Mutter gesagt, ist in diesem Zustand eine Beleidigung der Heiligen Römischen Kirche und ihrer hochwürdigen Diener. Was müssen sich denn der Herr Pfarrer und seine Köchin von uns denken, wenn ich eine ganz zerschundene Gans daherbringe. Ich strenge mich an, hat die Mutter gesagt, und nehme die schönste Gans und putze sie mit großer Sorgfalt, nehme sie aus und fülle sie, und du wirfst sie unterwegs in die Wiese, dass sie die Füllung und überhaupt die ganze Form verliert. Eine solche Gans ist eine schwere Sünde, hat meine Mutter gesagt. Den Eltern vom Keser Fritz und Plenk Toni macht das vielleicht nichts aus, wenn ich dem Herrn Pfarrer eine hässliche Gans bringe, weil sie nicht christlich sind und für die Kirche und ihre treuen Diener keine Gans und auch sonst nicht viel übrig haben und mit Müh und Not die Kirchensteuer bezahlen, aber wir sind eine christliche Familie, hat meine Mutter gesagt. Das soll ich unterwegs gut bedenken und ja nicht wieder vergessen, wenn ich einen Apfelbaum oder ein Vogelnest oder wenn ich die Fische und die Forellen im Bach herumschwimmen sehe. Die Mutter hat gesagt, dass mich die Fische und die Vögel in diesem Augenblick gar nichts angehen, sondern nur die

Gans geht mich in diesem Augenblick etwas an, und die bekommt der Herr Pfarrer, und zwar so, wie sie von Natur aus war und im unschuldigen und unversehrten Zustand gewesen ist. Ich darf auch unterwegs nicht mehr die Schuhe ausziehen und irgendwo stehen lassen, weil ich sie mir geschöpft oder beschmutzt habe. Der Herr Pfarrer hat keine bloßfüßigen Kinder gern. Wenn du halbnackt vor dem geistlichen Herrn erscheinst, hat meine Mutter gesagt, dann merkt der geistliche Herr gleich, dass du dich schon wieder nach dem Sündenfall befindest und wahrscheinlich irgendwo Äpfel gestohlen oder Binderschlögel und Krebse gequetscht oder sonst etwas Sündhaftes verrichtet hast. Ich schicke dich heute nicht zur Beichte, hat meine Mutter gesagt, beichten musst du am Sonntag, heute musst du nur diese Gans im Pfarrhof abgeben, das ist eine gute Tat, und der Herrgott sieht sie gern und mit Wohlgefallen, wenn du sie wie ein braver Bub ausführst und keine Untat daraus machst.

Wir ehren mit der Gans den Herrn Pfarrer, hat meine Mutter gesagt, weil er vom Herrgott eingesetzt ist, damit er uns die Sünden abnimmt und die Sakramente spendet, darum spendieren wir ihm zu Martini immer eine Gans, und die Pfarrersköchin ehren wir auch, weil sie dem Herrn Pfarrer den Haushalt abnimmt und zu Diensten ist in allem, was recht und billig ist. Sie darf auch mitessen bei der Gans, weil sie sich Tag und Nacht um das leibliche Wohl des geistlichen Herrn bekümmert. Und jetzt geh endlich, hat meine Mutter gesagt, und vollbringe die heilige Handlung, und mache nicht wieder eine Lausbubengeschichte daraus.

Der Vater hat uns aber einmal einen lustigen Witz erzählt, an den ich unterwegs immer denken musste. In dem Witz, den uns der Vater erzählt hat und an den ich unterwegs immer denken musste, dreht es sich darum, dass ein Bub wie ich vom Vater mit Butterbirnen zum Pfarrer geschickt wird, und der Vater hat zu seinem Sohne gesagt, dass er zum Pfarrer sagen soll, wenn er ihm die Butterbirnen bringt, hochwürdiger Pfarrer, hier schickt mich mein Vater mit butterweichen Birnen, und der Bub sagt aber, weil er recht aufgeregt ist: Butterweicher Pfarrer, hier schickt mich mein Vater mit den hochwürdigen Birnen. Die Mutter hat aber den Vater recht geschimpft, als er uns den Witz von den Butterbirnen erzählt hat, weil man über die geistlichen Herren keine Witze machen soll, und schon gar nicht vor Kindern, die sich alles merken und weitererzählen, und dann sagen die Leute, dort erzählen sie solche Witze, in denen die geistlichen Herren heruntergemacht werden, und dann kann es mit dem Christlichsein bei denen auch nicht so weit her sein.

Und vielleicht sagen sie auch noch, dass die Martinigans für den Herrn Pfarrer auch nur scheinbar ist. Der Vater hat aber trotzdem recht gelacht, und meine Geschwister und ich haben auch recht lachen müssen. Nur die Mutter hat den Kopf geschüttelt und nicht mehr gewusst, was sie noch sagen soll, wenn der Vater der christlichen Erziehung seiner eigenen Kinder in den Rücken fällt und stark entgegenarbeitet. Ich habe mir unterwegs gedacht, dass der Vater mit der geschenkten Gans für den Hochwürden vielleicht gar nicht so einverstanden ist, weil er selber gern isst und oft gesagt hat: Selber essen macht fett. Und ein anderes Mal hat er gesagt, als vom Glauben die Rede war und die Mutter gesagt hat, dass man unbedingt glauben muss, was die Kirche sagt, wenn man in den Himmel kommen will, dass er persönlich glaubt, dass man aus einem halben Kilo Rindfleisch eine gute Rindssuppe machen kann. Aber gegen die Gans hat er nichts gesagt, er hat oft gesagt, dass er im Krieg war und jetzt seinen Frieden will. Und wenn man mit dem Kirchengehen den Frieden herstellen kann, dann geht er um Gottes willen halt auch in die Kirche, auch wenn es kein großes Bedürfnis ist.

Einmal hat aber mein Vater gesagt, als er mich mit der Gans vor dem Haus getroffen hat und die Mutter nichts gehört hat, dass dem geistlichen Herrn sicher das Weihwasser im Mund zusammenlaufen wird, wenn er unsere schöne Gans sieht. Aber das war damals auch eine, die ich nicht mehr gar so schön abgeliefert habe, hat nicht mehr viel gleichgeschaut am Ende.

HANS SCHEIBNER

Fensterputzballade

Schlimme Beine hat sie, Oma Reimer.
Aber ihre Fenster sind blitzblank.
Freitags steigt sie immer mit dem Eimer
und dem Fensterleder auf die Fensterbank.

Ah, das Ischias! Es gibt nichts Schlimmres.
Doch dann tritt sie, weil die Pflicht sie ruft,
raus ins Freie, auf den Vorsprung des Gesimses
unter ihr drei Stockwerk nichts als Luft.

Halt! He! Halt! – Da sieht sie in der Tiefe;
So ein Bengel, muss der doch bei Rot …
Fehlt nicht viel, dass er ins Auto liefe!
Oma Reimer mit dem Eimer droht!

Und das Asthma. Hört ihr Oma schnaufen?
Hört ihr nicht, dass Oma nicht mehr kann?
Gute Hausfraun putzen auch von außen.
Aber außen kommt man so schlecht an.

Ach, das weiß sie jetzt schon, Oma Reimer,
dass im Himmel auch kein Aas die Fenster putzt.
Und vor Gottes Thron tritt sie nicht ohne Eimer
und den Lappen, den sie dreißig Jahr benutzt.

So. Das reicht. Schon schwingt sie sich mit einer
Rolle rückwärts von der Fensterbank.
Schlimme Beine hat sie, Oma Reimer.
Aber ihre Fenster sind blitzblank.

HERBERT ROSENDORFER

Gott und der ganze Krempel

Meine Großeltern, bei denen ich von meinem neunten bis zum fünfzehnten Jahr lebte, verwendeten äußerste Sorgfalt auf meine religiöse Erziehung. Meine Großmutter – sie stammte aus Stilfs im oberen Vinschgau, aus einer kargen und armen Gegend, wo, der Überzeugung bin ich, heute noch so gute Kelten leben wie in Schottland oder in Wales – war so katholisch, dass sich der Papst zu Rom eine gute Scheibe davon hätte abschneiden können. Manche unserer heutigen Kirchenfürsten sind, wenn ich es so rückschauend betrachte, schiere Protestanten gegen meine Großmutter. Sie vermittelte mir einen unauslöschlichen Schatz von Sprüchen, die von »Schweig still, mein Herz, und singe« bis »Tue Gutes, wirf's ins Meer, sieht's der Fisch nicht, sieht's der Herr« reichten, außerdem tiefe, obervinschgauerische theologische Einsichten wie etwa, dass Martin Luther während des Stuhlganges vom Teufel geholt worden sei. Die besondere Vorliebe meiner Großmutter galt dem heiligen Antonius, besser gesagt: einem der heiligen Antonii, welchem? Hagiologischen Haarspaltereien war sie abhold. Sie war nervös, außerdem wie alle abergläubischen Menschen stets ängstlich darauf bedacht, keinen Hut auf ein Bett zu legen (bringt häuslichen Kummer), keine Schuhe auf den Tisch zu stellen (bringt unliebsame Begegnungen) und nicht unter einer Leiter durchzugehen (man verliert Geld am dritten Tag). Sie sperrte alles zu, auch vor der Familie: die Kassette mit dem Geld, die Kassette im Schrank, das Zimmer, in dem der Schrank stand, und weil sie nervös war, war sie ständig auf der Suche nach den Schlüsseln. Der heilige Antonius, also einer der vielen Heiligen, die Antonius heißen – vielleicht war meine Großmutter der Auffassung: derjenige wird es schon wissen, den es betrifft –, wird zur glückhaften Auffindung verlorener Gegenstände angerufen. Zeitweise dürfte der betreffende heilige Antonius vollauf damit beschäftigt gewesen sein, die Dutzende verlegter Schlüssel meiner Großmutter zu suchen. Er bekam ab und zu eine Kerze vor sein Bild in der Kirche, zumal er auch – etwas außerhalb seiner Zuständigkeit – beim Geldzählen nützlich war. Einmal zählte meine Großmutter die Tageseinnahme des Geschäftes: neun Hundertschillingscheine. Sie erschrak – laut Kassastand hätten es zehn sein müssen. Also war jemandem falsch herausgegeben worden. Meine Großmutter legte das Bündel Banknoten beiseite – ein tiefinniger Stoßseufzer und siehe da, es waren, beim zweiten Zählen, zehn Hundertschillingscheine. Der heilige Antonius hatte einen dazugelegt. Wenn ich nur wüsste, seufzte meine Großmutter, *welchen.*

Unter solchen Umständen war es das wenigste, was von mir verlangt wurde, dass ich jeden Sonntag in die Kirche ging. Sehr gern hätte es meine Großmutter gesehen, wenn ich Geistlicher geworden wäre, da sich schon keiner ihrer fünf Söhne zu dieser Laufbahn entschließen hatte können. Um mich auf den geistlichen Beruf vorzubereiten, hatte sie mir – ich war vier oder fünf Jahre alt – eine klerikale Ausrüstung geschenkt, so wie man anderen Kindern eine Ritterrüstung schenkt oder eine rote Fahrdienstleitermütze mit Signalkelle und Pfeife. Ich bekam eine kleine Monstranz, einen kleinen Kelch und sogar, eigens angefertigt, ein kleines Messgewand. Ich hätte, erzählte sie später, mit vier, fünf Jahren ganz reizend in kindlicher Weise das Lesen der Messe nachgeahmt; sie sei sicher gewesen, dass ich dereinst Geistlicher würde. Mit zehn Jahren passte mir das kleine Messgewand nicht mehr, außerdem wollte ich zu der Zeit Pilot werden. Aber am Sonntag in die Messe gehen musste ich, selbstverständlich.

Dass man bei so intensiver religiöser Erziehung als Kind nicht dazu kommt, über Gott nachzudenken, versteht sich von selbst. Man nimmt ihn samt dem heiligen Antonius als notwendiges Übel hin, zumal es in der Messe immer fürchterlich langweilig war, da der Pfarrer so lang predigte und nie über Dinge, die mich interessierten, nie über Flugzeuge, nicht einmal über solche der zivilen Luftfahrt. (Erst viele Jahre später war ich imstande, den Predigten des Pfarrers Joseph Schmied von Kitzbühel zuzuhören und festzustellen, dass sie rhetorische Kunstwerke waren, die dieser äußerst kluge und witzige Mann an die stumpfen Ohren der Kitzbüheler Pfeffersäcke verschwendete. Wie jeder intelligente Priester, aber das ist eine ganz andere Geschichte, war er bei seinen Oberen nicht gut angeschrieben.)

Einmal, erinnere ich mich, predigte der Pfarrer, dass er eigentlich umsonst predige, denn diejenigen, wetterte er, die die Predigt hören, die beträfe es nicht. Diejenigen betreffe es, die draußen bleiben. – Ich schlug daraufhin meinen Großeltern vor, den Pfarrer beim Wort zu nehmen und in Zukunft draußen zu bleiben, da es uns ja nichts anging. Meine Großeltern gingen nicht auf den Vorschlag ein.

Der Religionsunterricht in der Schule, das ist vielleicht dem Erzählten nachzuschicken, war, kurz nachdem ich zu meinen Großeltern gekommen war, also etwa 1943 oder 1944, von den Nazis abgeschafft worden. Vielleicht hätte mir ein guter Katechet das verschafft, was man heute Denkanstöße nennt. Ich dachte gern nach, daran hätte es nicht gelegen. Aber die finstere Tiroler Frömmigkeit meiner Großmutter ließ keinen Raum für das Denken.

Der erste eigene Gedanke an Gott kam auf eine seltsame, blasphemische Weise. Aber um dies zu erzählen, muss ich weiter ausholen.

Fünf Söhne hatten meine Großeltern und eine Tochter. Die Tochter war in Salzburg verheiratet und weit weg. Vier Söhne waren im Feld (drei »blieben dort«, wie es damals euphemistisch hieß), der fünfte, älteste musste das Geschäft weiterführen, wurde eine Zeitlang unter diesen Umständen freigestellt, dann aber drohte doch auch ihm die Einberufung. Meine Großeltern überlegten hin und her – es gab nur einen Ausweg –: mein Onkel musste zur Partei und sich dort unentbehrlich machen. Mein Onkel, alles andere als ein Nazi, sträubte sich, ich weiß es noch genau, wahrscheinlich wäre er wirklich lieber zum Militär gegangen, aber meine Großeltern flehten und jammerten, auch hatte möglicherweise der heilige Antonius seine Hand im Spiel: Mein Onkel wurde stellvertretender Ortsgruppenleiter. Nun lebt man in Tirol nicht nur finster und fromm, sondern auch gemütlich und hat einen Sinn fürs Praktische. Als die Amerikaner einmarschierten, wurden alle verhaftet, die bei der Partei waren, auch mein Onkel. Es stellte sich aber heraus, dass die Ortsgruppe Kitzbühel der NSDAP Vermögen hatte: ein Haus, Geld, Außenstände, Büroinventar und so weiter. Irgendwie musste das abgewickelt werden. Der neue Bürgermeister sagte: Es muss ein Abwickler her, ein Liquidator. Wer wusste am besten Bescheid? Natürlich der Ortsgruppenleiter und sein Stellvertreter, mein Onkel. Die beiden wurden daraufhin aus dem Gefängnis entlassen und zu Liquidatoren bestellt. Die Liquidation zog sich hin; so einfach ist so etwas nicht. Aber das ist eine andere Geschichte, auch, dass die Korrespondenz der Liquidatoren sauber auf dem NSDAP-Papier mit dem Hakenkreuz im Briefkopf geführt wurde. Rätselhafterweise verfügte die (muss man sagen *weiland*?) Ortsgruppe Kitzbühel auch über Spielsachen, unter anderem über eine elektrische Eisenbahn, Marke Trix, Spur Ho – tipptopp mit Schienen, Transformator, Lokomotiven und Waggons, fabrikneu verpackt. Meine Großeltern kauften diese Eisenbahn aus dem Bestand der Ex-NSDAP, und so war ich wohl das einzige Kind weit, weit um, das zu Weihnachten 1945 eine neue elektrische Eisenbahn geschenkt bekam.

Aus dem Spiel mit der elektrischen Eisenbahn entwickelte sich eine eigene Kultur im Kleinen. Auf die Dauer ist es langweilig, nur den Regler aufzudrehen und die Lokomotive im Kreis herumsausen zu lassen. Ich richtete also Stationen ein, verwendete die verschiedenfarbigen Männchen aus Mensch-ärgere-dich-nicht-Spielen als Passagiere, gab Fahrkarten aus. Bald zeigte es sich als unerlässlich, dass ich einen Fahrplan erstellte, endlich kam ich nicht mehr darum herum, Geld auszugeben. Ich erinnere mich genau, dass zu diesem Zeitpunkt mein Eisenbahnspiel zu kompliziert wurde, um außer meinem Freund und gleichgesinnten Teilhaber Egbert fremde Kinder zum Mitspiel einzuladen. Nur noch wir allein durchschauten den Zivilisationsmechanismus, der uns manchmal bereits lästig war. Aber es kam noch schlimmer: mit der Emission von Geld kam Handel auf. Wir mussten Waren herstellen, die dann mit den Güterwagen befördert wurden. Die Post kam auf, damit die Briefmarken. Waren die Geldscheine (hergestellt mit Hilfe eines Stempelkastens mit beweglichen Lettern) noch eher schlicht gehalten, so verwendeten wir auf die Briefmarken große gestalterische Sorgfalt, stellten mittels einer Lochzange mühsam die Zähnung her und erfanden sogar ein Verfahren zur Gummierung. Wer aber sollte auf der Vorderseite im Bild dargestellt werden? Ein Staatsoberhaupt ließ sich bald nicht mehr umgehen. Ich wählte die ansprechendere Staatsform der Monarchie und krönte mich selber zum Kaiser

Herbert I. Der entscheidende Unterschied aber, das ahnte ich, zwischen der ansprechenden, märchenartigen Staatsform der Monarchie und der weit spröderen republikanischen ist, dass in der Monarchie die Staatsoberhäupter so schöne römische Nummern haben. Ich war und blieb aber Herbert I. Das gab nichts her. Also delegierte ich die Kaiserwürde an eines der Mensch-ärgere-dich-nicht-Männchen (»Herbert II.«), das durch eine Krone aus Plastilin gekennzeichnet wurde und eine Dynastie gründete. Vor einigen Jahren fand ich noch die Stammtafel (in ein Schulheft geschrieben), die sich weit verzweigte und bis zu Herbert IX. hinaus- oder hinunterreichte. Und dann, nachdem meine Kreatur Kaiser über meine anderen Kreaturen war, war es nur noch ein Schritt. Wo blieb ich? Ich bin, so überblickte ich die Lage, nichts anderes als Gott. Gott Herbert, der legendenhafte Gründer der Dynastie, der zwar nicht unbewegte, aber allmächtige Beweger des Ganzen. Ich ließ die Mensch-ärgere-dich-nicht-Männchen antreten, um mich anzubeten.

Aber wie schwer ist es, ein Gott zu sein! Nicht, dass das Führen der Bankkonten, das Einziehen der Steuern (die Kaiser mussten schließlich auch von was leben) stundenlange Vorbereitungen an Papierkrieg erforderten, ehe der erste Zug sich in Bewegung setzen konnte, dass Geburt und Tod wenigstens der adeligen Oberschichten registriert werden mussten (aus welchen Schichten sich die erblichen Pfründen der Fahrdienstleiter, Bahnhofsvorstände und Rangiermeister, aber auch der Feldmarschälle und dergleichen rekrutierten), dass ich belohnen und bestrafen musste, ein Schloss aus Karton im passenden Maßstab bauen und an der Verfassung feilen, nicht das alles wuchs mir über den Hals: es wurde mir zu viel, dass ich für die Männchen *denken* musste. Fahre ich, musste ich zum Beispiel für das schlichte, namenlose Männlein denken: von Herbertsburg nach Herbertstadt oder nach Herbertshofen? Und wenn nach Herbertstadt – mit dem D-Zug oder mit dem Eilzug? Und für den Kaiser musste ich daneben die schwierigsten Staatsentscheidungen fällen. Bei Konkursen, Zugzusammenstößen und Erbfolgekriegen musste ich mich sogar in die konträren Gedankengänge der Kontrahenten versetzen – was so ein Gott nicht alles leistet.

Ich war oft nahe daran, den ganzen Krempel hinzuwerfen. Aber da bedachte ich: dann rührt sich gar nichts mehr. Ich war in meiner eigenen Schöpfung gefangen. Ich habe da einiges durchgemacht, was kein Erwachsener meiner Umgebung auch nur geahnt hat. Heute weiß ich: 1. Kinder denken mehr, als man meint, und 2. ich könnte es mitfühlen, wenn ER den Krempel hinwürfe.

ELENA LAPPIN

Yoga in Wales

»Stellen Sie sich mit weit gespreizten Beinen hin, die Hände auf den Hüften. Oberkörper kerzengerade, Rücken aufrecht. Schultern fallen lassen, Brust öffnen. Einatmen – und langsam den Rumpf beugen, die Hände flach zwischen Ihren Füßen auf die Matte stellen, wenn Sie es schaffen. Auf den Boden drücken. Und a-atmen. Jetzt schauen Sie hoch, ohne Ihre Haltung zu verändern.«

Ich tat es und stellte fest, dass ich beim Ausatmen direkt auf den Arsch eines Mannes starrte. Natürlich war er nicht nackt – wir machten schließlich Yoga –, aber seine knackigen Umrisse zeichneten sich deutlich unter dem lockeren, baumwollartigen Stoff seiner roten Shorts ab. Irgendjemand anders glotzte wahrscheinlich auf mein nicht ganz so knackiges Hinterteil. »Bitte, lieber Gott, lass mich nicht furzen«, war das stumme, aber machtvolle Mantra, das durch den Raum ging. Einer wurde nicht erhört.

Einige anstrengende Stellungen – *asanas* – später wurden wir aufgefordert, mit unserem nächsten Nachbarn ein Paar zu bilden und uns gegenseitig bei einer komplizierten Drehhaltung zu korrigieren. Dies war Tag 1 auf einem einwöchigen »Yoga-Workshop in Wales mit Nina Baldwin«, einer berühmten Yoga-Lehrerin. Hinzuknien und die verschwitzten Beine eines vollkommen fremden Menschen zu halten, war kein schlechter Ansatz, um das Eis zu brechen.

Ich schaute nach links und erblickte eine große, elegante Frau um die sechzig. Sie lächelte und erbot sich, meine Füße am Boden festzuhalten, während ich versuchte, die Drehung nach Ninas Anweisungen auszuführen. »Drehen Sie sich bei jedem Ausatmen erneut. Blicken Sie über Ihre Schulter. Lassen Sie Ihren Körper behutsam Ihrem Blick folgen.«

Dann war ich an der Reihe, ihr zu helfen. Ich umfasste ihre überraschend kühlen Fesseln, und während sie sich in ihrer geschmeidigen Taille drehte, ließ ich die Augen nicht von einer ganz bestimmten, interessanten Stelle hinter ihren entblößten Knien, und das brachte mich, mehr als ihr feingeschnittenes Gesicht, wieder darauf, wo wir uns schon einmal begegnet waren.

Ich war vor fünfundzwanzig Jahren Au-pair-Mädchen bei ihr gewesen. Ich war siebzehn, eine Gymnasiastin aus Paris, und sie war für mich »Mrs. Howard«. Ich sollte einen ganzen Sommer über bleiben, fuhr aber nach drei Wochen nach Hause, obwohl das bedeutete, den ganzen August in einem jüdisch-kommunistischen Ferienlager bei Lille zu verbringen. Mrs. Howard war eine Zicke von überirdischen Ausmaßen.

Sie wohnten damals in einem abgelegenen, pseudoedlen Viertel irgendwo in Croydon, am Ende einer überproperen Reihe zweistöckiger Stadthäuser. Sie hatte mir beigebracht, mich am Telefon mit »Squirrel Hill 4733« zu melden, und ergötzte sich daran, wie ich diese Worte mit meinem Akzent gründlich verhunzte. »Das ist Nicole, unser französisches Au-pair-Mädchen für diesen Sommer«, sagte sie mit einem freundlichen Lächeln, als sie mich am ersten Abend einer Gruppe ihrer Dinnergäste vorstellte. »Sie ist ziemlich dunkel, nicht wahr? Sind Sie Jüdin, Nicole?« Nein, natürlich nicht, log ich, und alle lachten.

Ich weiß bis heute nicht, warum ich log. Das hatte ich nie zuvor getan und auch danach nie wieder. Vielleicht wusste ich damals instinktiv schon, dass Mrs. Howard und ich uns nicht verstehen würden, und wenn das schon so war, sollte sie mich nicht ablehnen, *weil ich Jüdin war.*

Mit ihrem Mann war es etwas ganz anderes. Als er mich mit einem riesigen, schimmernden weißen Kombi in Waterloo Station abholte, gekleidet in weiße Shorts und ein weißes Polohemd, da setzte mein Teenagerherz kurz aus. Umgeben von all diesem Weiß auf dem Weg nach Croydon, konnte ich nicht anders, ich kam mir geradezu dunkelhäutig vor. Der blonde Flaum auf seinen goldbraunen Armen und Beinen reckte sich mir förmlich entgegen, und ich konnte mich kaum auf seine überaus freundlichen, höflichen Fragen konzentrieren. Mr. Howard war reizend, nett und sehr schüchtern. Die meiste Zeit des Jahres arbeitete er als Ingenieur irgendwo im Nahen Osten und ließ seine Frau und seine zwei Kinder allein in Croydon – und mich mit ihnen. Geständnis: Wäre er ein Pendler, sagen wir: ins West End gewesen, hätte ich vielleicht meinen Stolz überwunden und Mrs. Howard den ganzen Sommer ertragen, wenn nicht noch länger.

Die Kinder, der neunjährige Julius und die vierjährige Anna, waren absolut pflegeleicht. Der kluge und charmante Julius war mein stillschweigender Kumpel. Wir sahen zusammen fern – einmal flennten wir uns sogar durch eine rührselige Episode von ›Emma‹. Die furchtbar süße Anna lief mir überallhin nach und plapperte nonstop, völlig unbeeindruckt von der Tatsache, dass ich das meiste von ihrem Baby-Englisch nicht verstand. Ehrlich gesagt, ich verliebte mich in Mrs. Howards Kinder, und wenn sich meine Aufgaben darauf beschränkt hätten, nach ihnen zu sehen, wie mir die Au-pair-Agentur glaubhaft versichert hatte, wäre alles bestens gewesen.

Doch Lucy Howard stellte sich das anders vor. Ich hatte um sechs aufzustehen, vor allen anderen, und musste »Frühstück kochen«, damit sie alle zum Duft von Spiegeleiern mit Bacon, Toast und Kaffee aufwachen konnten. Ich musste »das ganze Haus putzen, von oben bis unten«, und zwar jeden Tag. Ihr in der Küche helfen, wann immer sie selbst etwas kochen wollte, die Küche nach jeder Mahlzeit aufräumen und putzen und Zeit mit den Kindern verbringen, bevor sie ins Bett gingen. Ab und zu wurde ich aufgefordert, in dem ordentlichen Garten mit ihnen zu spielen, wo Mrs. Howard sich immer, wenn das Wetter es zuließ, auf ein Strandtuch drapierte und versuchte, ihre »spanische Bräune« zu erhalten, wie sie es ausdrückte. Sie waren erst vor kurzem aus den Ferien zurückgekehrt.

Ich war eine Leseratte und hatte im Leben noch nichts gekocht, und was sie unter einem »englischen Frühstück« verstand, wusste ich erst recht nicht. An meinem ersten Morgen übernahm Charles Howard persönlich die Aufgabe, es mir beizubringen (seine Frau bleibe gern noch etwas länger liegen, flüsterte er mir entschuldigend zu). Es sah eigentlich ganz leicht aus, außerdem war es ein wunderbarer Vorwand dafür, ein paar Augenblicke allein mit ihm zu verbringen. Er war äußerst geschickt dabei, den Bacon in die Pfanne zu werfen und genau im richtigen Moment zu wenden, wenn er den perfekten Grad an Verschrumpelung erreicht hatte. Dito die Eier, meistens zum selben Zeitpunkt.

Nach jenem ersten Tag blieb ich auf mich selbst gestellt. Und jeden Morgen versaute ich das Frühstück grandios. Unter meinen Händen zerkrunkelte der Bacon zu dünnen Streifen Holzkohle. Die Eier waren grundsätzlich an den Rändern verbrannt. Der Toast desgleichen – einmal ging er sogar in Flammen auf, was Mr. Howard dazu brachte, die Treppe heruntergerannt zu kommen, im halboffenen Morgenmantel. Ich fühlte mich wie eine Figur aus einer schlechten englischen Seifenoper. Nach diesem Desaster wurde von mir nicht länger erwartet, das Frühstück zu machen.

Dank meiner Nervosität und der zunehmenden Spannungen zwischen uns fing ich auch an, ihre Teller zu zerdeppern, Teile aus ihrem kostbaren Service fallen zu lassen, ihre Toilette zu verstopfen. Einmal rutschte ich aus, als ich die Treppe auf Strümpfen hinunterlief. Ich stürzte kopfüber hinab wie ein Betrunkener und landete unter einem zierlichen kleinen antiken Tischchen am Fuß der Stufen. Ich wand mich in Schmerzen, und Lucy Howard fand sich ein, nur um loszukreischen: »O Gott, sie hat ihn kaputtgemacht!« Ich weiß noch, wie Mr. Howard sie ungläubig anstarrte und ganz leise sagte: »Liebling, sollten wir uns nicht mal um das Mädchen kümmern, ob ihr auch nichts passiert ist?« Er half mir auf die Füße und kam später am selben Abend sogar in mein Zimmer, um nach mir zu sehen. Mir ging es gut, aber als ich ihn sah, brach ich in Tränen aus – ohne ihm zu sagen warum, denn dann hätte er sich zu Tode erschrocken. Für ein verwöhntes Mädchen aus einem netten, progressiven französisch-jüdischen Elternhaus war das bisher ein ziemlich harter Sommer gewesen. Ich hatte verschiedenste Erfahrungen gemacht – wie es ist, eine Dienstbotin zu sein, eine Fremde und eine Niete auf ganzer Linie, denn ich versagte selbst bei den einfachsten Hausarbeiten, kurz: wie es ist, vollkommen zu vergessen, dass ich ein intelligentes menschliches Wesen mit eigenen Gedanken und Träumen war. Die Abneigung, die ich Mrs Howard gegenüber verspürte, war ebenfalls ein neues, machtvolles Gefühl – ganz zu schweigen von meiner Verknalltheit in ihren *verbotenen* Mann.

Also weinte ich nur, und er legte seinen Arm um mich und tätschelte mir den Kopf, dann spielte er mit seinen Fingern in meinen Locken, und dann küsste er mich auf die Lippen. Ich hörte auf zu weinen und sagte, ziemlich bestimmt, das weiß ich noch: »Ich glaube, Sie sollten jetzt lieber gehen.«

»Ich werde gehen, wenn ich fertig bin«, sagte der

schüchterne Herr des Hauses nicht minder bestimmt und war weiterhin äußerst liebenswürdig zu mir, bis er die Schritte seiner Kinder auf dem Treppenabsatz hörte. Am nächsten Morgen war er weg – zurück nach Saudi-Arabien.

Der andere erotische Moment meines kurzen Aufenthaltes in Croydon stand in Verbindung mit Mrs. Howards sexy Knien. Eines Sonntagmorgens beschloss ich aus schierer Verzweiflung, eine alte Freundin meines Vaters anzurufen, eine Schriftstellerin, die in Notting Hill wohnte. Mein Vater hatte gesagt, ich solle mich bei ihr melden, wenn ich irgendetwas brauchte oder ich über Nacht in London bleiben wolle. Ich wählte ihre Nummer, und ein Mann mit schwerem slawischem Akzent ging an den Apparat. Die Freundin meines Vaters sei nicht da, er sei ihr Cousin und hüte das Haus, da er im Augenblick sonst keine Bleibe habe – er sei vor kurzem aus Prag geflohen und selbst ein Schriftsteller, wenn auch kein bedeutender, lachte er. Natürlich kannte er auch meinen Vater. Ob er mich denn in Croydon besuchen solle? Heute fühle er sich alt und deprimiert, aber wenn er ganz spontan in einen Zug springen könne, um ein junges Mädchen zu treffen, dessen Stimme er so verlockend finde, würde er sich bestimmt besser fühlen.

Dieses Gespräch verblüffte mich zutiefst. Ich muss

wohl ja gesagt haben. Er kam zum Lunch, ein kleiner, kahl werdender Mann in den mittleren Jahren mit durchdringenden blauen Augen, wuschligen Brauen und einer feurigen Redeweise, immer dem Bewusstseinsstrom folgend. Ich stellte ihn Mrs. H. vor und bemerkte eine erstaunliche Verwandlung in ihrem Benehmen. Kaum hatte Karel Herman einen sehnsüchtigen Blick in ihre Richtung abgeschossen und heftig zwinkernd gesagt: »Ach, könnte ich nur nach Croydon ziehen«, entspannte sich ihr Gesicht zu einer Weichheit, die ich noch nie bei ihr gesehen hatte, sie bot ihm Tee und Kuchen an und plauderte derart nonchalant flirtend mit ihm, dass ich nur seufzen und mir hinter die Ohren schreiben konnte, möglichst bald erwachsen und mehr wie sie zu werden als wie meine eigene, stets wohlerzogene Mutter. (Obgleich mir durchaus einfiel, dass diese Herman-Gestalt möglicherweise, wer weiß, auf alle Frauen mittleren Alters dieselbe Wirkung hatte!)

Nach dem Tee gingen Karel Herman und ich lange spazieren, bevor er seinen Zug zurück nach London nahm. Er erklärte mir lang und breit, warum er Mrs. H. für eine sehr attraktive Frau hielt. Es war nicht ihr Gesicht, das sei, wie er sagte, »okay, aber nichts Besonderes«. Auch nicht ihre Figur, die nannte er »exzellent, aber eigentlich nicht aufregend«. Nein, jetzt wurde er inbrünstig, es war diese interessante Stelle hinter ihren Knien, die er in aller Ruhe hatte betrachten können, während sie sich vor ihm vorbeugte, um Tee nachzuschenken. Sie hatte Shorts an, und ein mittelmäßigerer Mann hätte sich vielleicht mehr an der gewagten Nähe ihres *derrière* ergötzt – was sie zweifellos auch beabsichtigt hatte. Doch Karel Herman war ein Frauenkenner, ihm konnte man nichts vormachen. Mrs. H's Kniekehlen erzählten von warmen, einladenden Höhlungen, von weicher Haut und allgemeiner Beweglichkeit. Kurz, es handelte sich um einen blitzschnellen Einblick in ihre Vagina – da hielt er inne, sah mir direkt in die Augen und fragte: »Du hast doch ein voll entwickeltes Geschlechtsleben, oder?« Hatte ich natürlich nicht, ich beschloss aber, etwas in dieser Richtung zu unternehmen.

Als ich in das Haus zurückkehrte, war Mrs. H. bester Stimmung, voll des Lobes für meinen »charmanten Gast aus Europa«. Es gab einen seltenen Moment echter Freundlichkeit zwischen uns, was es mir nur schwerer machte, ihr mitzuteilen, dass ich früher abreisen würde als geplant. Genauer gesagt, morgen. Ich glaube, sie war trotzdem deutlich erleichtert. Wie auch jetzt, als die Drehübung beendet war und wir jeweils auf unsere eigene Matte zurückkehren konnten. Ich wusste, früher oder später würden wir unsere Identität enthüllen, aber ich hatte es nicht eilig damit.

Kein leichter Entschluss, unter anderem auch deshalb, weil die Leute bei solchen Yoga-Seminaren dazu neigen, all ihre künstlichen Häute abzulegen, schon während sie sich in ihren gemeinsamen Schlafräumen einrichten. Meine Zimmergenossin stand, Zahnbürste in der Hand, an dem viktorianischen Waschbecken, als ich hereinkam und meine beiden schweren Koffer auf dem polierten Holzfußboden abstellte. Das Bett, das ich mir ausgesucht hätte – am äußersten Ende des geräumigen Zimmers, neben der mit einem Wandteppich geschmückten Wand –, war schon nicht mehr frei. Ich musste mich mit dem Bett an der Tür zufriedengeben.

Julia war eine langbeinige, gertenschlanke Person mit einer leuchtend roten Mähne und der sprichwörtlichen Alabasterhaut. Sie sah aus wie ein ätherisches viktorianisches Gespenst, das sich in diesem abgelegenen Herrenhaus vollkommen zu Hause fühlte, und wie sich herausstellte, machte sie sich jeden Abend gegen elf auf, um das Haus »heimzusuchen«. Julias nächtliche Gewohnheit, nackt schwimmen zu gehen, wurde bald bei unserem gemeinsamen Frühstück und bei anderen Gelegenheiten zu Klatsch und Tratsch erörtert. Einige der stärker hormongesteuerten Männer – vor allem Sam, der athletische Besitzer der knappen roten Shorts – bekamen gewisse Probleme mit meiner Zimmergenossin. Er konnte es nicht lassen, Pool, Whirlpool oder Sauna aufzusuchen, wenn er wusste, dass sie da war, und natürlich konnte er auch nicht *nicht* nackt schwimmen, um neben ihr nicht prüde zu wirken. Aber wie, flüsterte er mir eines Morgens über den organischen Porridge und Blümchenkaffee hinweg theatralisch zu, wie sollte man den weiten Raum des Wassers mit ihr teilen, ohne eine sehr unerzogene, unyogistische Erektion zu kriegen? »Versuch immer auf ihr Gesicht zu schauen«, schlug ich vor. »Oder unterhalte dich mit ihr über Genetik – das ist ihr Fachgebiet.«

Sam gelang es nicht, sich aus seinem Dilemma zu befreien, und er watete weiterhin in Selbstmitleid und selbstauferlegter Marter, bis die Woche um war. Als Julias Zimmergenossin fand ich schnell heraus, dass er bei ihr nicht die geringste Chance hatte, weil es nämlich ein hübsches kleines Geheimnis hinter all dem Schwimmen und Zähneputzen gab. Einer der weniger auffälligen Männer in unserem Kurs, ein stiller Computertechniker aus Manchester, war ihr Liebhaber. Sowohl er als auch Julia waren verheiratet und hatten Kinder (sie lebte in London), und sie trafen sich nur einmal im Jahr bei diesem Yoga-Workshop. Eine kaum merkliche Sünde, fanden sie, auf die sie aber auch nicht verzichten konnten. Sie verschwanden gemeinsam mehrmals am Tag, kein Mensch wusste wohin, und immer wenn sie zurückkamen, verbrachte Julia lange Zeit mit Zähneputzen.

Ihr Freund konnte nicht schwimmen, aber manchmal saß er im Whirlpool oder in der Sauna und schaute zu, wie Sam sie verfolgte und bewunderte. Sie inszenierte diese Situationen, um ihn wild zu machen, und es funktionierte. Ich kann mir nicht vorstellen, wie der Rest ihres Jahres verlief, wenn sie jeweils wieder zu Hause bei ihren Familien waren. Wahrscheinlich vollkommen normal.

Jeder der Teilnehmer dieser Woche hatte eine Geschichte zu erzählen, und dass wir alle so viel Spaß miteinander hatten, lag zum großen Teil auch daran. Meine übliche Strategie, mich als langweilige französische Hausfrau aus London zu camouflieren, klappte diesmal nicht, denn die Gesprächsebene war ungewöhnlich anspruchsvoll und offen. Nach einem besonders unvergesslichen Abendessen und diversen Flaschen Bio-Wein fläzten wir uns alle im weichen Gras hinter dem Wintergarten und schauten in den aufreizend langsamen Sonnenuntergang. Ich wurde aufgefordert, meine eigene Geschichte zu erzählen.

Ich sei aus Paris, sagte ich, aber schon vor vielen

Jahren nach England gezogen, wegen eines Mannes. Er war ein schwerreicher englischer Jude, ein Verleger. Kennengelernt hatten wir uns auf der Frankfurter Buchmesse, wo ich einem sozialistischen Verlag aus Frankreich am Stand aushalf. Mein Sozialismus hinderte mich nicht daran, die aggressiven Avancen Hilary Dorfmans ziemlich aufregend zu finden. Ich war erst zwanzig, er dagegen wesentlich älter, etwa vierzig, glaubte ich (in Wirklichkeit war er fünfzig). Sein Verlag (teuer produzierte Bücher über Seefahrts- und Militärgeschichte) war keine besonders ernsthafte Angelegenheit, eher ein Hobby für einen energischen Geschäftsmann, der zu viel Geld und Zeit hatte. Er war ein sehr großer Mann, sehr laut und fröhlich, und ich mochte ihn. Nach eiligen Flitterwochen in Griechenland war ich gerade in seine riesige Wohnung auf drei Ebenen in Kensington eingezogen, als mein nagelneuer Ehemann von seinem Alter und seiner medizinischen Vorgeschichte eingeholt wurde und nach einem Herzanfall im Badezimmer tot umfiel.

Da stand ich nun, eine schwerreiche junge Witwe in London, nannte mich Mrs. Hilary Dorfman statt Nicole Lazare – und war immer noch Sozialistin. Nunmehr war ich auch stolze Besitzerin eines albernen Verlages und mit einigen der »besten« jüdischen Familien der Stadt »verschwägert«. Sie wollten mich alle unbedingt kennenlernen, und meinem toten Mann zuliebe ertrug ich es. Doch nachdem dieser Quatsch ein paar Jahre gedauert hatte, verkaufte ich den Verlag, leistete mir absichtlich ein paar gesellschaftliche Fauxpas, um meinen Ruf zu ruinieren und die Flut der grauenhaft langweiligen Einladungen zu stoppen, zog nach West Hampstead und wurde eine reiche Rebellin, indem ich jeder erdenklichen Friedensgruppe beitrat, inklusive finanzieller Unterstützung.

Ich musste meinen Yoga-Freunden erklären, dass ich mit »Frieden« den Frieden im Nahen Osten meinte. Ich bewegte mich unter jüdischen und arabischen Gruppen hin und her, reiste nach Israel und Ägypten, Jordanien und Marokko, traf mich mit allen möglichen Würdenträgern (darunter auch ein paar Königen), plauderte sie voll und hoffte, sie würden diese nette jüdische Dame mit Klasse und einem sexy französischen Akzent so sehr mögen, dass ihnen ein Licht aufginge und sie aufhörten, sich gegenseitig umzubringen. Manche Menschen sind verhinderte Schriftsteller – ich bin eine verhinderte Diplomatin.

Ich hatte außerdem höchst interessante Affären mit Männern, die ebenso fröhlich und von ebenso bedenklich ungesundem Lebenswandel waren wie mein verstorbener Ehemann. Jeder Durchschnittsseelenklempner hätte mir sagen können, dass ich meine Kräfte als Mörderin erprobte, um mit Hilfe wissenschaftlicher Beweise festzustellen, ob ich meinen Mann umgebracht hatte oder nicht. Wenn ich es ein weiteres Mal so weit brächte, hätte das die Hypothese bestätigt.

Nun, dazu kam es nicht, weil ich mich rechtzeitig bremste und der Enthaltsamkeit verschrieb.

»Sehr yogamäßig«, flüsterte Julias sanfter Liebhaber.

»Kein Stück«, sagte ich. »Bloß total verkorkst.«

Wir alle lachten. Endlich war die Sonne untergegangen, und die meisten gingen ins Haus.

Eine Frau blieb zurück und starrte mich ungläubig an. Ich wusste, wer sie war, und jetzt wusste sie auch, wer ich war. Sie lächelte und sah unglaublich jung für ihr Alter aus. Dich sollte Karel Herman mal sehen, dachte ich. Dann wurde mir klar, dass er wahrscheinlich tot war oder uralt.

»Sie sind also nach England zurückgekehrt, Nicole. Warum haben Sie uns denn nicht angerufen?«

»Ich dachte … ich dachte, darauf würden Sie keinen gesteigerten Wert legen. Sie haben mich doch gehasst, oder nicht? Wir haben uns gegenseitig gehasst. Ich fand, Sie waren ein Monster. Aber jetzt wirken Sie ganz okay, und vielleicht war ich auch bloß ein alberner Teenager.«

Ich hoffte, das würde den Schlag etwas abmildern, aber Lucy Howard überraschte mich aufs Neue.

»Ich war wirklich ein Monster, Nicole. Tut mir leid. Ich glaube, ich war vorübergehend krank im Kopf. Eine winzige Entschuldigung habe ich allerdings – Charles war gerade dabei, mich zu verlassen. Eine französische Frau, die er in Saudi-Arabien kennengelernt hatte, war schwanger geworden, und das war sein letzter Sommer zu Hause. Sie sehen –«

Wir redeten stundenlang. Ich hatte plötzlich das großartige, rührselige Gefühl, dass das Leben aus nichts als Kitsch bestand, tonnenweise, und Gott sei Dank dafür.

»... was mich davor bewahrt hat, richtig auszuklinken, war die Begegnung mit Ihrem Freund, dem tschechischen Schriftsteller.«

»Herman?«, fragte ich ungläubig.

»Ja, Karel. Später im selben Jahr tauchte er plötzlich an meiner Tür auf, im Winter. Charles hatte sich schon von mir scheiden lassen. Na ja. Karel war vielleicht ein Mann ... Er hat mir einiges über mich selbst gezeigt.«

»Ich wette, es hatte was mit Ihren Kniekehlen zu tun«, lachte ich.

»Was?« Sie schien keine Ahnung zu haben, was ich meinte. Konnte es sein, dass er diese tiefe Einsicht über ihre Sexualität für sich behalten hatte?

Am nächsten Morgen beschloss Nina Baldwin, uns mit einigen schwierigen Umkehr-*asanas* bekanntzumachen. Wir mussten Handstand an der Wand machen, uns gegenseitig helfen, unsere Füße hochzukriegen und ein paar rotgesichtige Minuten so zu bleiben. Lucy und ich waren wieder Partner. Sie konnte es viel besser und hatte einen guten, kräftigen Griff. Während sie meine Beine hielt und ich versuchte, nicht aus dem Gleichgewicht zu geraten, wie ich da auf den Händen stand und meine Haare den Fußboden berührten, sagte sie: »Ich habe mich immer gefragt, warum Sie damals geleugnet haben, Jüdin zu sein, als ich Sie fragte. Ich bin es nämlich, wissen Sie, und ich wusste auch, dass Sie es waren – wir hatten die Agentur extra um ein jüdisches Au-pair-Mädchen gebeten, wenn möglich. Deshalb war ich auch so wütend auf Sie und tat so, als wäre es mir egal, als Sie die Treppe runtergefallen sind. Ich wusste sowieso gleich, dass Sie sich nichts getan hatten.«

»Und … der Bacon?«, krächzte ich, als ich in die aufrechte Stellung zurückkehrte.

»Ach … Charles ist kein Jude, und mir waren diese Dinge egal. Sind sie immer noch.«

Am Ende jeder Yoga-Stunde macht man die sogenannte Leichenübung. Mit geschlossenen Augen atmet man einfach, sinkt in den Boden hinein und lässt seinen Körper und Geist immer schwerer und leerer werden. Diesen Zustand völliger Entspannung kriegte ich nie hin, immer gab es irgendeinen unangenehmen, bohrenden Gedanken oder ein Gefühl im Hinterstübchen meines Kopfes oder irgendwo in der Nähe meines Herzens. Aus irgendeinem Grund gelang es mir an jenem Tag, ganz loszulassen, und ich fühlte mich leicht und, ja, glücklich.

An diesem Abend ging Sam nicht schwimmen. Statt dessen erörterten wir eingehend meine Enthaltsamkeit.

HEINRICH HEINE

Altes Kaminstück

Draußen ziehen weiße Flocken
Durch die Nacht, der Sturm ist laut;
Hier im Stübchen ist es trocken,
Warm und einsam, stillvertraut.

Sinnend sitz ich auf dem Sessel,
An dem knisternden Kamin,
Kochend summt der Wasserkessel
Längst verklungne Melodien.

Und ein Kätzchen sitzt daneben,
Wärmt die Pfötchen an der Glut;
Und die Flammen schweben, weben,
Wundersam wird mir zu Mut.

Dämmernd kommt heraufgestiegen
Manche längst vergessne Zeit,
Wie mit bunten Maskenzügen
Und verblichner Herrlichkeit.

Schöne Fraun mit kluger Miene,
Winken süßgeheimnisvoll,
Und dazwischen Harlekine
Springen, lachen, lustigtoll.

Ferne grüßen Marmorgötter,
Traumhaft neben ihnen stehn
Märchenblumen, deren Blätter
In dem Mondenlichte wehn.

Wackelnd kommt herbeigeschwommen
Manches alte Zauberschloss;
Hintendrein geritten kommen
Blanke Ritter, Knappentross.

Und das alles zieht vorüber,
Schattenhastig übereilt –
Ach! da kocht der Kessel über,
Und das nasse Kätzchen heult.

RENATE WELSH

Weihnachtschaos mit Katze

Paul stapft aus der Schule nach Hause. Schwer schleppt er an seinem Rucksack. Noch schwerer schleppt er an seinem Groll.

Wie ein Sack Kartoffeln ist er an der Stange gehangen und konnte sich nicht hochziehen. Da hat Marcel mit dem Finger auf Paul gezeigt und laut gelacht.

Marcel, der sein bester Freund war.

Das ist vorbei, für immer und ewig und neun Tage vorbei. Nie wieder wird Paul Marcel anschauen. Nie wieder wird er mit ihm Baumhäuser bauen. Nie wieder mit ihm spielen. Wenn Marcel anruft, wird Paul den Hörer auf die Gabel knallen.

Paul nimmt den Umweg durch den Park. Mama wird sich Sorgen machen. Da kann ihr Paul leider nicht helfen. Er will jetzt nicht gefragt werden, was es in der Schule gegeben hat und warum er so böse dreinschaut. Paul kickt Steinchen vor sich her.

Da hört er etwas.

Wie leises Wimmern klingt es.

Es kommt aus den Büschen neben dem Weg.

Paul schiebt die Zweige beiseite. Dunkel ist es da. Das

Wimmern hört auf, fängt wieder an. Paul kriecht in die Hecke, eine Ranke kratzt ihn am Arm, ein Zweig schlägt ihm ins Gesicht. Jetzt ist das Wimmern ganz nahe.

Ein Sonnenstrahl fällt durch die Blätter und zeigt Paul eine winzige Katze. Ein schwarz-grau gestreiftes Katzenkind mit dünnem Mäuseschwanz, das sein Mäulchen aufreißt. Das ganze Katzenkind ist ein rosaroter Schlund, aus dem jämmerliche Töne kommen.

»Was ist los mit dir?«, fragt Paul. »Tut dir etwas weh? Wo ist deine Mama?«

Das Katzenkind schreit lauter. Paul streichelt mit einem Finger über den schmalen Rücken. Das Katzenkind schnappt nach seinem Finger und beginnt daran zu saugen. Wie das kitzelt!

»Hast du Hunger?«, fragt Paul. Das Katzenkind saugt so wild, dass es wehtut. Seine Pfoten kneten Pauls Hand.

»Ich nehm dich mit nach Hause«, sagt er.

Das Katzenkind liegt still in Pauls Arm. Plötzlich beginnt es zu strampeln und zu treten. Seine Krallen verheddern sich in Pauls Jacke.

Paul läutet Sturm. Seine Mama öffnet die Tür. Sie zupft Blätter aus Pauls Haaren, dann erst sieht sie das Kätzchen und schüttelt den Kopf. »Tut mir leid, aber das geht nicht. Den ganzen Tag ist niemand zu Hause, und ich habe wirklich schon genug zu tun.«

»Ich kümmere mich selbst um das Kätzchen«, sagt Paul.

Eine Falte schneidet Mamas Stirn in zwei Teile.

»Ich glaube, Tiere sind hier sowieso nicht erlaubt. Du musst es zurückbringen. Dann gehen wir beide auf den Weihnachtsmarkt, ja?«

»Es hat solchen Hunger«, sagt Paul. »Ich auch!« Hunger ist ein Zauberwort. Wenn er »Hunger!« sagt, rennt Mama sofort in die Küche. Heute aber nicht. Heute steht sie da, verschränkt die Arme über der Brust und schüttelt den Kopf. Paul schiebt die Unterlippe vor. Er blinzelt. Seine Mama verschwimmt. Von Pauls Jacke beginnt es zu tropfen, er spürt, wie auch sein Pullover nass wird. So viel kann er doch nicht geweint haben. Nein. Das Katzenkind hat gepinkelt. Paul drückt es trotzdem fest an sich.

»Wir geben ihm eine Schale Milch und dann trägst du es zurück. Seine Mutter sucht es bestimmt schon!« Mama mischt Milch und heißes Wasser, prüft mit dem Finger, ob die Wärme stimmt. Paul setzt das Katzenkind auf den Boden. Es rutscht auf den Fliesen aus, torkelt hin und her.

»Trink doch!«, lockt Mama. Das Kätzchen wimmert. Mama taucht sein Mäulchen in die Milch, aber das versteht es nicht, es zappelt und kratzt, bis Mama ihren Finger in die Milch taucht und ihm hinhält.

Da schleckt das Katzenkind und beginnt zu saugen. Mama kann gar nicht schnell genug ihren Finger wegziehen. Beim fünften oder sechsten Versuch endlich beginnt es zu schlabbern, als Mama sein Mäulchen wieder in die Milch stupst.

Mama steht auf. Ihre Bluse ist gesprenkelt mit Milchtropfen. Das Katzenkind schüttelt sich, streckt sich, hebt den Kopf und schaut Paul und Mama mit seinen runden Augen an.

»Nein!«, sagt Mama streng.

»Ich will auch kein anderes Weihnachtsgeschenk!«, bettelt Paul. Mama schüttelt nur den Kopf.

Mit schweren Füßen geht Paul in den Park. Das Katzenkind schläft in seinen Armen. Warm und weich liegt es da. Im Park ist keine Katzenmutter. Paul setzt das Katzenkind auf den Boden, da klammert es sich an sein Hosenbein und miaut jämmerlich.

Mit dem Kätzchen im Arm geht Paul nach Hause zurück und verschwindet gleich mit ihm in seinem Zimmer. Er legt sich auf den Boden, das Katzenkind klettert auf ihm herum. Als Mama den Kopf hereinsteckt, dreht sich Paul weg.

Fünfmal an diesem Nachmittag muss Paul Katzenpfützen aufwischen. »Du bist ja nicht ganz dicht!«, sagt er. »Ab sofort heißt du Pfütze!«

Am Abend kommt Papa nach Hause. Er stolpert

über das Katzenklo im Bad und schimpft. Mama seufzt.

Papa seufzt auch.

Paul rennt gerade wieder mit dem Putzlappen.

Drei Tage später stakst Pfütze zum ersten Mal aufs Katzenklo und scharrt danach so begeistert, dass die weißen Kügelchen durchs ganze Bad fliegen. Im Küchenschrank sieht Paul zehn Dosen Katzenkinderfutter. Da weiß er, dass Mama Pfütze doch nicht mehr so schnell loswerden will.

Am Abend gehen Mama, Papa und Paul einen Christbaum kaufen. Pfütze muss in seinem Korb im Badezimmer bleiben, sonst ist bald die ganze Wohnung ein Katzenklo, sagt Mama. Paul geht freiwillig gleich nach dem Essen ins Bett. Er weiß, dass es Mama in den Fingern juckt, den Baum zu schmücken. Der Baum ist wunderbar und riesengroß. Jetzt kann sich Paul auf Weihnachten freuen. Pfütze kuschelt sich in seine Armbeuge, und Paul singt ›Ihr Kinderlein kommet!‹.

Zeitig in der Früh wacht er auf, trägt Pfütze ins Bad und freut sich, weil das Katzenkind sofort auf sein Klo hüpft. Paul schleicht in die Küche, setzt Teewasser auf und deckt den Tisch. Die Eltern freuen sich. Aus dem Radio tönen Weihnachtslieder. Pfütze braucht keine

Einladung mehr, um seine Milch zu schlabbern. Die Bröckchen des Katzenkinderfutters aber wirft er im hohen Bogen aus der Schüssel und jagt ihnen nach, bevor er sie frisst. Mama geht auf den Markt, Paul läuft zum Bäcker, Papa putzt die Wohnung. Am Heiligen Abend gibt es zu Mittag nur einen Teller Suppe, alle drei sind zufrieden, wenn Oma und Opa gegen fünf kommen, wird alles fertig sein. Mama arrangiert Weihnachtskekse und Lebkuchen auf einer Platte, Papa rührt seine berühmten Salatsaucen, Paul verpackt die Weihnachtssterne, die er aus Goldfolie gebastelt hat.

Plötzlich tönt ein Schrei aus dem Wohnzimmer. Paul rennt hin. Papa hat schon die Tür aufgerissen. Auf dem Boden liegen sämtliche Christbaumkugeln in tausend bunten Scherben. Mittendrin steht Mama. Pfütze hebt eine Pfote, stupst eine Scherbe an.

»Raus!«, schreit Mama. »Bring ihn raus, bevor ich ihm den Hals umdrehe!«

Paul packt Pfütze und geht.

Mama schimpft mit Papa. »Du hast die Tür offen gelassen! Woher sollen wir jetzt Christbaumschmuck nehmen? Die Läden sind alle zu.« Sie klingt so böse. Papa klingt auch böse.

Paul schimpft mit Pfütze. Hinter seinen Augen brennen die Tränen. Plötzlich hat er eine Idee. An jedes Tier aus seinem Bauernhof bindet er einen Goldfaden, dann bringt er sie ins Wohnzimmer. Mama gibt ihm einen Kuss und hängt die Tiere an den Weihnachtsbaum, während Papa die Scherben wegräumt. Der Baum sieht noch immer recht leer aus. Da dreht Mama eine Rose aus Klopapier, die macht sich ziemlich prächtig. Papa und Paul versuchen es auch, ihre Rosen werden nicht so schön, aber Mama zupft hier ein wenig und dort ein wenig, und dann sind sie doch ganz ansehnlich. Schließlich faltet Mama fünf Kraniche aus weißem Papier, die dürfen zwischen den Zweigen schweben.

Plötzlich schlägt sie sich an die Stirn. »Der Karpfen!«, ruft sie. »Ich hab vergessen, den Karpfen abzuholen!«

In diesem Augenblick klingelt es. Oma und Opa stehen vor der Tür. Während Papa ihnen die Mäntel abnimmt, berichtet Mama kleinlaut, dass es heute Abend keinen Karpfen geben wird. Oma fällt Mama um den Hals und schmatzt ihr einen Kuss auf die linke Wange und einen Kuss auf die rechte Wange. »Wie schön!«, ruft sie. »Ich kann Karpfen nicht leiden, ich hab ihn nur immer gegessen, weil Karpfen eben zu Weihnachten gehört!«

Opa sagt, dass er sehr froh ist, wenn er sich heute Abend beim Essen unterhalten kann und nicht auf die

Gräten aufpassen muss, von denen Karpfen viel zu viele haben.

Mama verschwindet im Wohnzimmer, gleich darauf läutet das Glöckchen und die Tür geht auf.

»Was für ein wunderschöner Baum!«, sagt Oma.

»Und so originell!«, sagt Opa.

Pfütze schleicht von hinten an ihn heran und klettert an seinem rechten Bein hoch. »Aua!«, schreit Opa. »Was ist das?«

»Unser Jüngster«, sagt Mama.

Oma löst Pfützes Krallen aus Opas Hose. Sie setzt sich aufs Sofa, Pfütze rollt sich in ihrem Schoß ein, springt plötzlich auf, hechtet zum Baum und stupst mit der Vorderpfote eines von Pauls Schäfchen an. Es schwingt hin, schwingt her und wieder zurück.

»Nein!«, ruft Mama. Sie setzt Pfütze auf den Teppich. »Wenn du dich nicht benehmen kannst, wirst du im Badezimmer eingesperrt!«

»Fröhliche Weihnachten!«, sagt Paul.

Mama lässt sich neben Oma aufs Sofa fallen. Pfütze klettert über die Lehne auf Mamas Arm und beginnt zum ersten Mal zu schnurren.

»Mistkater!«, sagt Mama leise und streichelt ihn.

»Katze«, sagt Oma. »Das ist eine Katze, kein Kater!«

Pfütze schnurrt lauter. Dem Katzenkind ist es egal, ob es eine Katze oder ein Kater ist. Paul ist es auch egal.

Papa beginnt zu singen: »Es ist ein Ros entsprungen ...«

»Zu tief«, sagt Oma.

»Zu hoch«, sagt Opa.

Mama packt Pauls Weihnachtsstern aus und hängt ihn an den vordersten Ast, wo man ihn am allerbesten sehen kann. Dann wuschelt sie durch Pauls Haare. Pfütze klettert ihren Rücken hinauf und legt sich auf ihren Nacken, als wollte er Pelzkragen spielen.

Papa steckt seinen Weihnachtsstern auf die oberste Spitze des Baumes. Er zündet Wunderkerzen an. Zwei reicht er Paul, der schwingt die Arme und macht große, Funken sprühende Räder, bis die Kerzen erlöschen.

»Fröhliche Weihnachten!«, rufen alle.

Pfütze aber sitzt genau in der Mitte des Teppichs vor dem Baum und macht ihrem Namen Ehre.

RAFIK SCHAMI

Preisempfehlung

Es gibt fast für alle Künste inzwischen Preise. Doch eben nur fast. Einige seltene Künste kommen trotzdem zu kurz. Niemand beachtet sie.

Ich empfehle hiermit verbindlich die Stiftung eines Preises für die missachtete Kunst des Zuhörens. Ein seidenes Ohr für den sensibelsten Zuhörer, ein samtenes Ohr für Platz zwei und ein ledernes Ohr für den dritten.

Die Bedeutung dieser Kunst liegt auf der Hand und bedarf keiner langen Begründung. Was wären Eltern, Kirche, Parteien, was wären Schulen und Radios, was wären Sänger und Predigerinnen aller Art, was wären Mann und Frau, flüsternde Liebende ohne das Zuhören des andern? Nichts!

Wie aber misst man, wer nun am besten zuhört? Wenn das akustische Angebot gut ist, wird die Prüfung schwierig. Das Vermögen zuzuhören erscheint umso deutlicher, je unerträglicher das Material wird, das man den Ohren vorsetzt. Also ließe sich beispielsweise in Haushalten, die sich für den Preis bewerben, einfach ein Tonband aufstellen, das alle Gespräche des

Tages aufzeichnet. Das Familienmitglied, das am Abend die meisten Äußerungen der andern noch sinngemäß wiedergeben kann, wäre des seidenen Ohrs durchaus würdig.

Oder wenn der Andrang der Bewerber zu groß wird, soll ein besonders inhaltsarmer, doch weitschweifiger Text von höchstem Anspruch, aber sprödester Bildlosigkeit zwei Stunden lang in einem sterilen grauen Raum monoton vorgetragen werden. Wer kein einziges Mal dabei gähnt, bis zum Ende wach bleibt und dann den Text möglichst umfassend in all seinen geistigen Ebenen wiederzugeben imstande ist, hat ein prächtiges Ohr in Seide verdient.

Ich wette, die drei Gewinner werden Frauen sein. Warum? Das ist eine andere Geschichte.

Die Autorinnen und Autoren

HEINRICH BÖLL, geboren 1917 in Köln, gestorben 1985 in Langenbroich, erhielt 1972 den Nobelpreis für Literatur.

›Anekdote zur Senkung der Arbeitsmoral‹ (1963) wurde mit freundlicher Genehmigung des Verlags Kiepenheuer & Witsch, Köln, aufgenommen. (Aus: H. B., Werke, Kölner Ausgabe, Band 12. Herausgegeben von Robert C. Conard, Köln 2008.)

ALOIS BRANDSTETTER, geboren 1938 in Pichl/Oberösterreich, Germanist und Historiker, lehrte von 1974 bis 2007 als Professor für Deutsche Philologie an der Universität Klagenfurt. Er wurde 2005 mit dem Großen Preis (Adalbert-Stifter-Preis) des Landes Oberösterreich ausgezeichnet.

›Die Mutter‹ wurde mit freundlicher Genehmigung des Autors aufgenommen. (Aus: A. B., Der Leumund des Löwen. Geschichten von großen Tieren und Menschen, Salzburg 1976.)

KATRIN DORN, geboren 1963, wuchs in Thüringen auf und lebte von 1984 bis 1995 in Leipzig, danach in Berlin. Sie studierte Psychologie und betreute verschiedene Theaterprojekte und literarische Veranstaltungsreihen. Seit 2001 lebt sie als freischaffende Autorin in Hamburg. Seit 2007 heißt die Autorin Katrin McClean.

›Tango in Berlin‹ wurde Katrin Dorns ›Tangogeschichten‹ entnommen (alle Rechte bei dtv Verlagsgesellschaft mbH & Co. KG, München 2002).

ANNA GAVALDA, geboren 1970, studierte in Paris Literatur und arbeitete als Lehrerin, bevor sie sich ganz dem Schreiben widmete.

›Kleine Praktiken aus Saint-Germain‹ wurde mit freundlicher Genehmigung des Carl Hanser Verlags, München, aufgenommen. (Aus: A. G., Ich wünsche mir, dass irgendwo jemand auf mich wartet. Erzählungen, München und Wien 2002. Deutsch von Ina Kronenberger.)

EGYD GSTÄTTNER, geboren 1962 in Klagenfurt, studierte Philosophie, Psychologie, Pädagogik und Germanistik. Seit 1989 veröffentlicht er Essays u. a. in der ›Presse‹, der ›Süddeutschen Zeitung‹ und der ›Zeit‹. Er lebt als freischaffender Schriftsteller in Klagenfurt.

›Wir werden größer!‹ wurde mit freundlicher Genehmigung der Amalthea Signum Verlags GmbH, Wien, aufgenommen. (Aus: E. G., Geschichten aus dem Süden. Satiren, Glossen und Geschichten, Wien 2005.)

EVELINE HASLER wurde in Glarus/Schweiz geboren. Sie studierte Psychologie und Geschichte und lebt heute als freie Schriftstellerin im Tessin.

›Die ver-rückten Tage‹ wurde Eveline Haslers Glossenband ›Der Jubiläums-Apfel und andere Notizen vom Tage‹ entnommen (alle Rechte bei dtv Verlagsgesellschaft mbH & Co. KG, München 1998).

JOHANN PETER HEBEL, geboren 1760 in Basel, gestorben 1826 in Schwetzingen, studierte Theologie, war Lehrer und später Direktor am Karlsruher Gymnasium. 1807 übernahm er die Redaktion des ›Badischen Landkalenders‹, der in ›Der Rheinländische

Hausfreund‹ umbenannt wurde. Dort ist 1809 ›Kannitverstan‹ erstmals erschienen.

ELKE HEIDENREICH, geboren 1943 in Korbach/Waldeck, verbrachte ihre Jugend im Ruhrgebiet, studierte Germanistik, Theaterwissenschaft und Publizistik in München, Hamburg und Berlin. Arbeitet seit 1970 als freie Autorin und Moderatorin für Funk, Fernsehen und verschiedene Zeitungen.

›Liebesgeschichte‹ wurde mit freundlicher Genehmigung des Carl Hanser Verlags, München, aufgenommen. (Aus: Elke Heidenreich/Bernd Schroeder, Rudernde Hunde. Geschichten, München und Wien 2002.)

ERNST HEIMERAN, geboren 1902 in Helmbrechts, gestorben 1955 in Starnberg, kam 1912 nach München. Er gab bereits als Schüler eine Zeitschrift heraus und gründete, noch nicht volljährig, seinen eigenen Verlag, den er neben seinem Studium und der Tätigkeit als Zeitungsredakteur betrieb.

›Der erste Lehrer‹ wurde mit freundlicher Genehmigung des Carl Hanser Verlags, München, aufgenommen. (Aus: E. H., Lehrer, die wir hatten. Hrsg. von Margit Heimeran, München und Wien 1981.)

HEINRICH HEINE, geboren 1797 in Düsseldorf, gestorben 1856 in Paris. Nach kaufmännischer Lehrzeit Jurastudium, bedeutendster deutscher Lyriker zwischen Romantik und Realismus, Begründer des modernen Feuilletonismus.

›Kluge Sterne‹ und ›Altes Kaminstück‹, erstmals 1852 in den ›Neuen Gedichten‹ veröffentlicht, wurden dem bei dtv erschienenen illustrierten Gedichtband ›Heinrich Heine für Große und Kleine‹ entnommen.

MASCHA KALÉKO, geboren 1907 als Tochter jüdischer Eltern in Galizien, gestorben 1975 in Zürich, hatte 1933 mit dem ›Lyrischen Stenogrammheft‹ ihren ersten großen Erfolg. 1938 emigrierte sie in die USA, von wo sie 1966 nach Israel übersiedelte.

›Autobiographisches‹ wurde dem großen Mascha-Kaléko-Lesebuch ›Die paar leuchtenden Jahre‹, hrsg. von Gisela Zoch-Westphal, entnommen (alle Rechte bei dtv Verlagsgesellschaft mbH & Co. KG, München 2003; dtv 13149).

ERICH KÄSTNER, geboren 1899 in Dresden, gestorben 1974 in München, studierte Germanistik, Geschichte und Philosophie. 1927 ging er als freier Schriftsteller nach Berlin, hatte während der Nazizeit Publikationsverbot und lebte seit 1945 in München.

›Existenz im Wiederholungsfalle‹, ›Entwicklung der Menschheit‹ und ›Besagter Lenz ist da‹ wurden mit freundlicher Genehmigung der Atrium Verlags AG, Zürich, aufgenommen. (Aus: Doktor Erich Kästners Lyrische Hausapotheke, Zürich 1936.)

EPHRAIM KISHON wurde 1924 in Ungarn geboren und 1949 in Israel »neu geboren«, wie er selbst sagte. Er lebte bis zu seinem Tod im Jahre 2005 als freier Schriftsteller in Tel Aviv und in der Schweiz.

›Wettervorhersage: Neigung zu Regenschirmverlusten‹ wurde mit freundlicher Genehmigung von LangenMüller in der F. A. Herbig Verlagsbuchhandlung GmbH, München, aufgenommen. (Aus: E. K., Bekenntnisse eines perfekten Ehemanns. Gesammelte Geschichten, München und Wien 1983. Deutsch von Gerhard Bronner und Friedrich Torberg.)

ELENA LAPPIN, geboren 1954 in Moskau, aufgewachsen in Prag und Hamburg. Nach Israel, Kanada und den USA lebt sie heute mit ihrem Mann und drei Kindern in London.

›Yoga in Wales‹ wurde mit freundlicher Genehmigung des Verlags Kiepenheuer & Witsch, Köln, aufgenommen. (Aus: E. L., Fremde Bräute, Köln 1999. Deutsch von Frank Heibert.)

SIEGFRIED LENZ, geboren 1926 in Lyck/Ostpreußen, gestorben 2014 in Hamburg, war ein deutscher Schriftsteller und einer der bekanntesten Erzähler der Nachkriegs- und Gegenwartsliteratur.

›Das unterbrochene Schweigen‹ wurde mit freundlicher Genehmigung des Hoffmann und Campe Verlags, Hamburg, aufgenommen. (Aus: S. L., Der Geist der Mirabelle. Geschichten aus Bollerup, Hamburg 1975; dtv 1445.)

ISABELLA NADOLNY, geboren 1917 in München, lebte bis zu ihrem Tod im Jahre 2004 als freie Schriftstellerin und Übersetzerin am Chiemsee.

›Erste Begegnungen mit der Natur‹ (1941; Erstveröffentlichung) wurde mit freundlicher Genehmigung von Sten Nadolny aufgenommen (alle Rechte bei dtv Verlagsgesellschaft mbH & Co. KG, München).

CHRISTINE NÖSTLINGER, geboren 1936 in Wien, gestorben 2018 ebenda, lebte als freie Schriftstellerin abwechselnd in ihrer Geburtsstadt und im Waldviertel. Sie schrieb Kinder- und Jugendbücher und war für Zeitungen, Rundfunk und Fernsehen tätig.

›Katzen und Menschen‹ wurde mit freundlicher Genehmigung der Niederösterreichischen Pressehaus Druck- und Verlagsgesellschaft mbH, St. Pölten, aufgenommen. (Aus: C. N., Haushaltsschnecken leben länger, St. Pölten und Wien 1985.)

HERBERT ROSENDORFER, 1934 in Bozen geboren und 2012. dort gestorben, studierte Jura und arbeitete als Staatsanwalt und

Richter. 1990 wurde er von der Ludwig-Maximilians-Universität zum Honorarprofessor für Bayerische Literaturgeschichte ernannt.

›Gott und der ganze Krempel‹ wurde mit freundlicher Genehmigung von nymphenburger in der F. A. Herbig Verlagsbuchhandlung GmbH, München, aufgenommen. (Aus: H. R., Autobiographisches. Kindheit in Kitzbühel und andere Geschichten, München 1998.)

EUGEN ROTH, geboren 1895 in München, gestorben 1976 ebenda. Er studierte Germanistik, Geschichte und Kunstgeschichte, war Redakteur, seit 1933 freier Schriftsteller.

›Die guten Bekannten‹ und ›Die Briefmarke‹ wurden mit freundlicher Genehmigung der Dr. Eugen Roth Erben, München, aufgenommen. (Aus: E. R., Sämtliche Werke, München 1977.)

RAFIK SCHAMI, geboren 1946 in Damaskus, kam 1971 in die Bundesrepublik. Studium der Chemie mit Promotionsabschluss. Seit 1982 ist Schami freier Schriftsteller. Er lebt in der Pfalz.

›Fehlkonstruktion‹ und ›Preisempfehlung‹ wurden mit freundlicher Genehmigung des Carl Hanser Verlags, München, aufgenommen. (Aus: R. S., Gesammelte Olivenkerne aus dem Tagebuch der Fremde. Mit Zeichnungen von Root Leeb, München und Wien 1997; dtv 12771.)

HANS SCHEIBNER, geboren 1936 in Hamburg, ist gelernter Verlagskaufmann, Journalist, Texter und Liedermacher. Bekannt wurde er u.a. durch seine satirische Fernsehsendung ›scheibnerweise‹. Er lebt in Hamburg.

›Fensterputzballade‹ wurde Hans Scheibners Gedichtband ›Ich werde nie erwachsen, nie!‹ entnommen (alle Rechte bei dtv Verlagsgesellschaft mbH & Co. KG, München 2005).

KARLA SCHNEIDER, geboren 1938 in Dresden, arbeitete bis zu ihrer Übersiedlung nach Wuppertal 1979 als Buchhändlerin und Journalistin. Seit 1989 freie Schriftstellerin.

›Kartoffeltorte‹ wurde mit freundlicher Genehmigung der Autorin aufgenommen.

ANGELIKA SCHROBSDORFF, geboren 1927 in Freiburg im Breisgau, gestorben 2016 in Berlin, lebte von 1983 bis 2006 als freie Schriftstellerin in Israel.

›Die schönsten Jahre einer Frau‹ (1977) wurde Angelika Schrobsdorffs Geschichtenband ›Von der Erinnerung geweckt‹ entnommen (alle Rechte bei dtv Verlagsgesellschaft mbH & Co. KG, München 1999).

UWE TIMM, geboren 1940 in Hamburg, studierte Philosophie und Germanistik in München und Paris. Seit 1971 lebt er als freier Schriftsteller in München.

›Meerjungfrau‹ (1999) wurde mit freundlicher Genehmigung des Autors aufgenommen. (Aus: Uwe Timm Lesebuch. Die Stimme beim Schreiben. Hrsg. von Martin Hielscher. dtv Verlagsgesellschaft mbH & Co. KG, München 2005.)

LJUDMILA ULITZKAJA, geboren 1943, wuchs in Moskau auf. Sie schreibt Drehbücher, Hörspiele, Theaterstücke und erzählende Prosa. 2001 erhielt sie den russischen Booker Prize.

›Bruder Jurotschka‹ wurde mit freundlicher Genehmigung des Carl Hanser Verlags, München, aufgenommen. (Aus: L. U., Die Lügen der Frauen, München und Wien 2003. Deutsch von Ganna-Maria Braungardt; dtv 13 372.)

FRANK WEDEKIND, geboren 1864 in Hannover, gestorben 1918 in München, studierte Jura, wurde Journalist, Werbechef und Zirkussekretär. Dann freier Schriftsteller in Zürich, Paris und ab 1890 in München.

›Die Schutzimpfung‹ wurde erstmals 1903 in der Münchner Zeitschrift ›Die Freistatt‹ veröffentlicht.

RENATE WELSH, geboren 1937 in Wien, studierte Englisch, Spanisch und Staatswissenschaften und schreibt seit 1970 sowohl Kinder- und Jugendbücher als auch für Erwachsene. Sie lebt in Wien.

›Weihnachtschaos mit Katze‹ (Erstveröffentlichung) wurde mit freundlicher Genehmigung der Autorin aufgenommen (alle Rechte bei dtv Verlagsgesellschaft mbH & Co. KG, München).